한의사가 본
현대인의
질병과 치료법

한의사가 본
현대인의 질병과 치료법

초판 1쇄 인쇄 ㅣ 2021년 07월 05일
초판 3쇄 발행 ㅣ 2021년 09월 24일

지은이 ㅣ 양기호
펴낸이 ㅣ 최화숙
편집인 ㅣ 유창언
펴낸곳 ㅣ **아마존북스**

등록번호 ㅣ 제1994-000059호
출판등록 ㅣ 1994. 06. 09

주소 ㅣ 서울시 성미산로2길 33(서교동) 202호
전화 ㅣ 02)335-7353~4
팩스 ㅣ 02)325-4305
이메일 ㅣ pub95@hanmail.net ㅣ pub95@naver.com

ⓒ 양기호 2021
ISBN 978-89-5775-276-0 13510
값 15,000원

한의사가 본
현대인의
질병과 치료법

양기호 지음

아마존북스

사람들의 몸과 마음이
모두 건강하기를

보고 싶고 그리운 나의 세렌디피티 안녕!

지혜롭고 도덕적인 삶의 철학으로 주위에 선한 영향력을 끼쳤던 당신.

언제나 흔들리지 않는 절대적인 신념을 가지고 남편으로서도 의사로서도 값진 인생을 살다간 내 남편 양기호!

이승의 삶은 풀잎에 맺힌 이슬 같은 거라지만 당신의 죽음만큼은 참 받아들이기가 힘들더군요. 불굴의 의지 앞에서는 높은 산도 몸을 낮춘다 했건만 이렇게 속절없이 떠나버린 기호 씨가 한편으로는 야속하고 원망스럽기도 했어요. 언제나 말과 행동이 일치했고, 항상 베풀면서 바라지 않았고, 정직하고 열정적으로 자신의 삶을 불태웠던 기호 씨!

내가 믿고 의지할 수 있는 유일한 사람이었고, 내게 길을 밝혀주는 등불 같은 사람이었기에 당신이 떠나고 마치 내 인생의 뿌리가 통째로 뽑혀 흔적도 없이 사라져버린 것과 같은 비통함이 내 삶을 송두리째 흔들었어요. 사실 기호 씨를 잃고 오랜 시간 절망의 늪에서 허우적거리며 당신만 그리워했어요.

그리운 마음이 쌓이고 쌓여 더 이상 쌓아둘 곳이 없어 내면의 감정을 그대로 꺼내 보고 싶어 펜 가는 대로 내 마음을 적어 《오늘은 당신이 참 보고 싶은 날이네요》라는 에세이를 냈어요. 그리고 돈보다 의사로서의 사명감과 봉사정신을 강조했던 당신께서 생전에 타인들에게 도움을 주고자 즐겁게 임했던 방송 원고들과 의학지식을 기록한 방대한 분량의 원고들을 보면서 당신을 더 그리워하게 되었답니다. 비록 당신은 떠나갔지만 당신의 분신과도 같은 이 원고들이 남아 있기에 다시금 정리해서 책으로 내는 과정을 통해 저는 당신을 다시 한 번 더 생각하고 기릴 수 있게 되었어요.

환자 한 분 한 분을 정성 들여 진료하던 당신. 몸뿐 아니라 마음까지 어루만지고 아픔을 공유하기 위해 애썼던 당신. 작은 병도 쉽게 지나치지 않고 어려운 병도 결코 포기하지 않으며 하나하나 연구하고 정리했던 자료를 이제야 이렇게 세상에 내어놓게 됩니다. 당신의 손길이 환자들에게 조금이라도 도움이 되길 바랐던 그 마음이 이 책에 잘 담겨 있길 바라봅니다.

당신이 없는 시간 속에서 당신의 흔적을 정리하는 과정이 때로는 슬프고 고통스러울 때도 있었지만, 고통은 나를 더 강하게 만들었고 진정 내가 할 수 있는 것이 무엇인지에 대해 깊이 생각해 볼 수 있는 기회를 가져다 주었어요.

남은 내 인생을 어떻게 살 것인가? 내 삶의 가치는 어디에 둘 것인가? 이런 생각을 하며 글을 쓰고 기호 씨의 손때 묻은 원고들을 정리하면서 사는 것이 내 성장에 도움이 될 것 같았어요. 앞으로도 기호 씨의 바람대로 저는 나 자신을 있는 그대로 받아들이고 나에게 있는 걸 소중하게 생각하고 발전시키려 해요. 나 자신에게도, 자식들에게도 부끄럽지 않은 삶을 살아내고 싶어요. 기호 씨가 나의 메마른 감정에 단비를 뿌려주어 나 자체만으로 특별하게 생각하고 지켜줬던 것처럼 나 또한 내일 죽어도 떳떳하게 살았다고 기호 씨한테 말할 수 있게 성실하게 살아볼게요.

영원한 것은 없죠. 우주의 법칙이 그러하듯 존재하는 모든 것은 변하기 마련이니까요. 비록 당신은 옆에 없지만 홀로 서는 방법을 터득하고 하고 싶은 일과 해야 하는 일을 잘 해내보도록 할게요.

배는 항구에 있을 때 가장 안전하지만 항구에 머무르는 것이 존재의 이유가 아니듯, 어리석은 우만 범하지 않는다면 실패를 두려워하지 않고 앞으로 나아갈 용기도 필요한 것 같아요.

나를 위해 이 세상에 잠시 머물다 떠난 기호 씨의 빈자리가 너무 크고 그 누구도 대신해 줄 수 없지만 이제는 당신에게 받은 사랑을 다른 곳에 베풀고 나누며 살아가 볼게요. 슬픔은 조금 뒤로 두고 좋아하는 것에 집중하면서 당신이 못다 한 숙제를 모두 마치고 가면 훗날 만날 때 내 손 잡아주며 수고했단 말 한마디 해주세요.

잡초와 풀만 무성했던 기호 씨 잠든 곳에 예쁜 꽃들과 나무를 심어 묘지정원을 꾸며놓았어요. 그곳에서 멀리 순천만을 바라보며 꽃들이 춤추는 것도 보고 나비들과 이야기도 나눠요. 밤엔 반짝이는 별들이 친구가 되어 외롭지 않을 거예요. 뜨는 해 지는 해 좋아했던 기호 씨, 평안한 휴식을 취하고 있으리라 생각해요…….

사랑과 감사, 건강과 풍요로움의 열매가 열리기를 바라면서 만든 당신의 책이 독자들을 많이 만나길 희망합니다. 꿈을 좇으면서 건강을 지키는 건 오늘 이 순간뿐이기에 독자들이 건강을 물망초 꽃말처럼 생각했으면 합니다. 그리고 빛은 사라지고 그늘만 남았던 나에게 따뜻한 말 한마디로 응원 보내주신 분들께도 지면을 통해서나마 감사 말씀드립니다.

끝으로 그 사람이 좋아했던 〈어린왕자〉 중…….

여우는 왕자에게 이렇게 말한다.
가장 중요한 것은 눈에 보이지 않는단다.
네 장미꽃을 그렇게 소중하게 만든 것은
그 꽃을 위해 네가 소비한 시간이란다.

소중한 것을 옆에 두고도 모르는 삶이 되지 않기를 바랍니다.

보리 씀

차 례

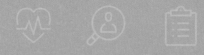
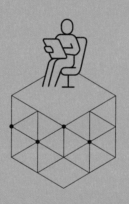

일상을 괴롭히는
현대성 질환

01

만성피로증후군 때문에
자도 자도 피곤해요

갑상선기능 · 장기능 · 간기능 · 스트레스 · 인지능력저하

Q ▸▸▸ 저는 41세 워킹맘입니다. 늘 너무 피곤해요. 아침에 힘겹게 눈을 뜨지만 머리가 무겁고 두뇌회전도 생각처럼 되질 않습니다. 몸은 피곤한데 깊게 잠들지 못하고 온몸이 나른한데다 쉬어도 피곤함이 영 가시질 않아요. 이런저런 병원을 찾아가 진료를 받아 보았지만 특별한 이상은 찾지 못했습니다. 그러다 내려진 병명이 바로 '만성피로증후군'. 스트레스를 풀고 푹 쉬라는 처방이지만 직장생활을 하면서 아이까지 돌봐야 하니 마음 편히 쉴 수도 없습니다. 마음은 에너지 넘치고 활기찬 생활을 하고 싶은데 항상 피곤하기만 하니 걱정입니다.

Q ▸▸▸ 30대 초반인 남편이 만성피로에 너무 지쳐 있어서 걱정이 됩니다. 남편은 많이 말랐구요, 눈 바로 밑이 검은 편이고 직업상 규칙적인 생활이 좀 힘들고 잠도 하루는 조금 자고 하루는 보통으로 자는데, 항상 피곤해서 잠을 자도 자도 계속 피곤하다고 합니다. 깊은 잠을 못 자는 것 같기도 하고요. 직업상 스트레스를 많이 받아서 하루에 피는 담배만 한 갑이 넘습니다. 건강을 위해 잔소리를 해도 듣지를 않아요. 신혼이라 아기도 가져야 하는데 너무 피곤해서 기력이 없습니다. 밥을 먹을 땐 항상 땀이 많이 나고, 너무 피곤해하는 남편이 안쓰럽고 걱정이 됩니다. 만성피로에 좋은 음식이나 집에서 할 수 있는 치료 방법 등이 알고 싶습니다. 음식 또는 민간요법, 치료제 뭐든 좋으니 알려주세요.

▸▸▸ 피로는 그 자체로 가장 심각한 질병임과 동시에 여러 다른 질환에서 보일 수 있는 가장 일반적인 증상 중의 하나이다. 어느 광고에서처럼 현대인은 이런 '피로'를 몸에 달고 산다. 아무리 쉬어도 피로가 풀리지 않는다며 '만성피로'를 호소하는 사람들이 주위에 정말 많다. 도대체 만성피로는 왜 생기며 어떻게 치료해야 할까? 그저 쉬는 것 외에는 정말 방법이 없는 걸까?

만성피로란 충분한 휴식에도 불구하고 피로감을 느끼는 증상이 한 달 이상 지속되는 경우를 말한다. 만성피로증후군은 고혈압이나 당뇨병처럼 어떤 검사수치를 가지고 진단할 수 있는 질병이 아니라,

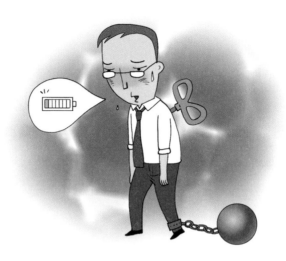

'피로'라고 하는 매우 주관적인 증상으로 질병의 발생 여부를 판단하기 때문에 정의하기가 다소 모호하다. 일반적으로 '일상적인 활동 이후의 비정상적인 탈진 증상, 기운이 없어서 지속적인 노력이나 집중이 필요한 일을 할 수 없는 상태, 일상적인 활동을 수행할 수 없을 정도로 전반적으로 기운이 없는 상태'로 정의한다. 이러한 피로가 1개월 이상 계속되는 경우는 지속성(prolonged) 피로라고 부르고, 6개월 이상 지속되는 경우를 만성(chronic) 피로라고 부른다. 만성피로증후군은 잠깐의 휴식으로 회복되는 일과성 피로와 달리, 휴식을 취해도 호전되지 않으면서 환자를 매우 쇠약하게 만드는 피로가 지속되는 것을 말한다.

만성피로는 질병의 종합병원과도 같다. 우리 몸의 어느 한 군데를 때리면 그곳만 아픈데, 여기저기 때려서 아프면 마치 피로한 것처럼 느껴진다. 만성피로는 바로 이런 병이다. 여기저기가 아파서 피로를 느끼는 질병인 셈이다. 그래서 종합병원이라는 별명을 붙였다. 쉽게 말해 푹 쉬거나 충분히 잠을 자도 피로가 회복되지 않을 수도 있다.

만성피로증후군의 자가진단은 1994년 미국 질병관리본부(CDC)에서 제시한 진단 기준을 가장 널리 사용하고 있다. 만성피로와 이로 인한 직업, 교육, 사회, 개인 활동 및 기능이 감소하고 아래의 증상 중 4가지 이상이 동시에 6개월 이상 지속되어야 한다.

❶ 기억력 혹은 집중력 감소
❷ 인후통
❸ 목이나 겨드랑이의 임파선이 붓거나 아프다.
❹ 근육통
❺ 다발성 관절통
❻ 평소와는 다른 새로운 두통
❼ 잠을 자고 일어나도 상쾌하지 않은 증상
❽ 평소와 달리 운동하고 난 후(혹은 힘들게 일하고 난 뒤) 24시간 이상 나타나는 심한 피로감

이외에도 감기에 잘 걸리고 잘 낫지 않는다, 현기증을 자주 느낀다, 식은땀이 난다, 음식을 먹으면 금방 배가 더부룩하다, 냄새에 민감해지고 냄새가 나면 구토나 두통이 생긴다, 수족냉증 등의 매우 다양한 증상을 호소할 수 있다.

| 만성피로증후군 진단해 보기 |

나도 혹시 만성피로가 아닐까 의심하고 있다면 아래의 자가진단표에
체크를 해보자.

나도 혹시 만성피로증후군일까?

- ☐ 관절이 주로 아프고 돌아다니기가 불편하다.
- ☐ 속이 항상 더부룩하고 체하는 경우가 많다.
- ☐ 소화가 안 되고 트림이 잘 난다.
- ☐ 특정 냄새에 역겨움을 많이 느끼고 머리가 자주 아프며 구역질도
  가끔 난다.
- ☐ 눈이 자주 침침해지며 두통이 동반된다.
- ☐ 뒷골이 당기거나 눈이 자주 아프다.
- ☐ 아무리 잠을 많이 자도 개운하지가 않다.
- ☐ 어지러움을 자주 느낀다.
- ☐ 술을 조금만 마셔도 금방 취한다.
- ☐ 건망증이 잦다. 집중력과 기억력이 점차로 떨어진다.
- ☐ 잠이 잘 오지 않거나 잠이 너무 많이 온다.
- ☐ 목이 자주 아프고 붓는다.
- ☐ 움직이기가 싫고 자꾸 우울한 생각이 든다.
- ☐ 체중의 변화가 급격하게 늘거나 혹은 자꾸 줄어든다.
- ☐ 조금만 움직여도 몸이 불편하고 피곤하다.

- ☐ 설명이 되지 않는 새로운 피로가 6개월 이상 지속적 혹은 반복적으로 나타난다.
- ☐ 현재의 힘든 일 때문에 생긴 피로가 아니다.
- ☐ 휴식으로 증상이 호전되지 않는다.
- ☐ 가사일이나 직장일을 수행하는데 집중이 안 되거나, 최근에 한 일을 자주 기억하지 못한다.
- ☐ 피로와 더불어 목이 따끔거리거나 음식을 삼킬 때 통증을 느낀다.
- ☐ 피로와 더불어 목이나 겨드랑이에 아픈 혹 같은 것이 만져진다.
- ☐ 피로와 더불어 온몸이 쑤시고 근육이 뻐근한 증상이 있다.
- ☐ 피로와 더불어 머리가 쑤시고 아픈 증상이 있다.
- ☐ 잠들기가 어렵기도 하고 쉽게 깨며, 자고 나도 피로가 회복되지 않는다.
- ☐ 운동이나 힘든 일을 하고 난 후 힘이 없고 노곤한 전신무력감이 하루 이상 지속된다.
- ☐ 가벼운 노동이나 운동에도 쉽게 피곤해진다.
- ☐ 아침에 일어나기가 힘들다.
- ☐ 숙면이나 휴식을 취해도 피곤이 풀리지 않는다.
- ☐ 항상 몸이 나른하고 무겁고 자꾸 눕고 싶어진다.
- ☐ 감기가 쉽게 걸리고 잘 낫지 않는다.
- ☐ 입 안이 잘 헐거나, 인후통이 자주 생긴다.
- ☐ 인내력, 끈기가 없어진다.
- ☐ 기운이 없고 말하기가 귀찮다.
- ☐ 기억력이나 집중력이 떨어져 일의 능률이나 학업에 진전이 없다.
- ☐ 성욕이 감퇴한다.
- ☐ 밤이나 낮에 식은땀이 자주 난다.

만약 이러한 증상이 7개 이상 나타나고 6개월 정도 진행 중이라면 만성피로증후군을 의심해 봐야 한다.

만성피로증후군은 그 실체가 아직까지 불확실한 병이고, 원인이 될 수 있는 다른 요인들을 배제한 후에 진단을 내릴 수 있다는 점에서 자가진단보다는 의사의 확인이 필요하다.

진단 기준이 복잡한 만큼 간단히 정의를 내릴 수 없기 때문에 장기간의 피로감이 있다고 하여 만성피로증후군은 아니며, 만성피로를 일으킬 수 있는 다른 기질적인 신체적 질병이 피로의 원인이 될 수 있다.

만성피로를 유발할 수 있는 질환들

❶ 정신질환 : 우울증, 불안증, 신체화 장애
❷ 약물 부작용 : 최면제, 항고혈압제, 항우울제, 신경안정제, 약물남용/금단증상
❸ 내분비 및 대사질환 : 갑상선기능 저하증, 당뇨, 뇌하수체기능 부전, 부갑상선기능 항진증/고칼슘혈증, 에디슨씨병, 만성 신부전증, 간기능 부전증
❹ 악성 종양 및 혈액 질환 : 숨겨진 악성 종양(췌장암, 대장암 등), 심한 빈혈
❺ 감염질환 : 결핵, 간염, 심내막염, 기생충 질환, HIV 감염, 거대

세포 감염증/전염성 단핵구증

❻ 심장 및 폐 질환 : 만성 울혈성 심부전증, 만성폐쇄성 호흡기질환

❼ 교원성 질환 : 류마티스관절염, 전신성 홍반성 낭창(SLE), 다발성 경화증

❽ 수면장애 : 수면무호흡증, 발작성 수면

❾ 기타 : 위식도 역류, 알레르기성 비염, 비만, 심한 체력 저하

❿ 원인 불명 : 만성피로증후군/특발성 만성피로, 섬유근통증후근

만성피로를 진단하기 위해서는 먼저 기능적인 면에서 갑상선기능, 장기능, 간기능을 체크해야 한다. 기능적인 면이 저하가 되면 쉽게 피로를 느끼게 되고, 기력도 저하되어 만성피로가 되기 때문이다. 구조적인 면에서는 턱관절, 목덜미, 어깨, 흉추, 골반, 발이 구조적으로 균형이 잘 맞는지 체크한다. 예를 들어 양쪽 어깨의 높이가 많이 차이가 나거나 목이 삐뚤어져 있으면 몸으로 받게 되는 피로는 몇 배 더 커지게 된다. 또한 장기능이 저하되면서 몸에 독소가 쌓이게 되는데 이러한 독소들은 혈액을 따라 간에서 걸러지기도 하지만 주로 근육에 쌓이게 된다. 이 과정에서 식적(食積)이 생기기도 하고 여러 증상도 나타난다. 식적은 한의학적 용어로 음식을 소화시킬 때 불완전 연소된 노폐물과 가스를 말하는데 식적이 생기면 만성피로와 유사한 여러 증상들이 나타날 수 있다. 그밖에도 암, 자가면역질환, 감염, 만성정신질환, 근신경계질환, 내분비계질환, 약물중독, 기타 간, 심장, 폐, 콩팥 등의 중요 장기 질환이 없는데도 불구하고 만성피로감이 지

속될 때 진단 기준에 맞춰 진단을 내리게 된다.

임상 검사상 이상이 없고 진단 기준에 맞는 경우, 만성피로증후군을 의심해 볼 수 있다. 하지만 휴식이나 수면을 취해도 피로감이 남아 있고 이런 증상이 6개월 이상 지속되는 경우, '만성피로증후군'이 아닌가 의심하기 전에, 우선적으로 기질적 원인에 대한 검사를 시행하는 것이 좋다.

만성피로증후군을 연구하는 사람의 입장에서는 이 피로감이 6개월 이상 와야 진단이 가능한 것으로 정의하고 있으나, 환자의 측면에서는 1개월 혹은 2개월의 시간의 개념은 그렇게 중요한 것은 아니고, 피로와 함께 뇌 신경계 증상이 나타나느냐가 더욱 중요한 문제이다. 실제 임상적으로는 심한 피로감보다는 갑자기 예전 같지 않게 힘이 빠지고 쉽게 피로를 느끼느냐 하는 것이 더욱 중요한 기준이 된다. 즉 밤을 새면 며칠간 피로가 계속된다든지 그 전에는 무리를 하여도 금방 회복되던 것이 이제는 오랫동안 피로가 풀리지 않는 현상을 더 중요하게 여긴다. 우리나라에서 흔히 나이를 먹어서 힘이 빠진다고 여기는 현상이 만성피로증후군의 중요한 증상일 수 있다.

만성피로증후군의 특징적인 증상들은 6개월 이상 매일 존재하거나 매달 재발해야 하고, 피로가 나타난 이후에 생긴다. 일반적으로 기억력과 집중력이 떨어지고 이유 없이 목 안이 자주 아프거나(인후통), 목과 겨드랑이 주위 임파선이 아프고 목줄기나 어깻죽지에 근육통이 오고 팔다리가 저리며 잠을 자도 상쾌하지 않고 운동 후에 전과 달리 심한 피로감을 느끼는 증상 등이 나타나게 된다. 환자의 약 2/3

는 우울증, 불안감, 불면증 등 신경계의 이상을 호소하기도 한다. 특히 피로가 오래 지속되면 면역계의 기능 이상으로 암 억제에 중요한 세포인 NK세포의 기능이 저하된다. 이는 최근의 암 발병률의 증가와 관련하여 학자들이 상당히 관심을 두고 연구하는 영역이기도 하다.

| 만성피로증후군은 왜 생기는 걸까? |

만성피로를 일으키는 원인은 수없이 많다. 과로, 수면 부족, 임신 등의 생리적 원인, 스트레스, 우울증, 불안장애, 사별과 같은 정신적 원인, 각종 신체 감염과 내분비질환, 심장·신장질환, 호흡기질환, 류마티스질환, 각종 종양 등 헤아릴 수 없을 정도이다. 그중에서도 현대의학의 관점에서 바라본 만성피로의 5가지 유형에 대해 말해 보자면 다음과 같다.

❶ 스트레스형

스트레스를 받으면 테스토스테론(남성 호르몬)의 전단계 호르몬인 DHEA분비량이 적어지면서 면역력은 물론 성욕과 의욕이 떨어진다. 또 몸이 긴장해 있다 보니 혈액순환이 나빠지면서 소화가 안 되고 몸이 나른해지게 된다. 이러한 경우에는 유산소 운동을 하고 취미활동과 활발한 대인관계를 유지해 스트레스를 해소하는 것이 제일 좋은 방법이다.

❷ 운동부족형

만성적인 피로를 호소하는 분들 중에는 의외로 운동을 꺼려하는 사람이 많다. 기계화, 자동화된 생활로 인해 몸을 전혀 움직이지 않아 피로가 생기는 경우가 이런 사람들에게 해당된다. 컴퓨터 사용이 일상화되면서 직업병처럼 손 또는 눈 등 자주 사용하는 부위에만 피로가 오는 국소 피로증도 있다. 이런 경우에는 운동으로 몸에 활력을 불어넣어 주는 것이 제일 좋다. 몸을 움직이지 않으면 과체중이 되고 그에 따라 움직임이 둔화되는 악순환이 이어질 수 있기 때문에 신진대사가 떨어지는 45세 이상에는 운동이 꼭 필요하다는 것을 잊지 말자.

❸ 흡연과 음주 문제형

과음과 흡연, 지나친 카페인 섭취는 피로를 부추기는 하나의 원인이 된다. 담배의 니코틴은 혈관을 수축하고 혈액의 순환을 방해하여 산소 공급을 막고 비타민까지도 파괴한다. 알코올은 소장의 융모막을 망가뜨려 몸에서 필요로 하는 영양과 미네랄의 흡수를 방해한다. 이 경우에는 금주와 금연은 필수사항이며, 커피나 탄산음료 대신에 비타민과 미네랄이 풍부한 생야채, 과일 음료 등을 마셔서 몸을 원상태로 회복시키는 것이 좋다.

❹ 수면부족형

나이가 들수록 얕은 잠이 길어져 숙면을 취하기가 어려워짐에 따라 피로가 누적되기 쉽다. 특히 코를 골거나 무호흡증이 있는 사람은 자는 동안 충분한 산소를 공급받지 못해 낮에 몸이 무겁고 항상 졸리게 된다. 이 경우에는 저녁 식단으로 잠을 부르는 당분이 많이 든 음식을 먹으면 숙면을 취하는데 도움이 된다. 되도록 낮잠은 20분 이상 자지 않도록 하고, 가벼운 스트레칭을 하여 몸의 피로를 수시로 풀어주면 좋다.

❺ 식습관 문제형

불규칙한 저녁식사, 육식 위주의 서구화된 식사 습관 때문에 우리 몸에는 피로를 풀어주는 비타민과 미네랄이 항상 부족하다. 특히 잦은 다이어트를 하는 분들이 피로를 호소하는 것도 이러한 영양 불균형의 원인이 크다. 이를 해결하기 위해서는 비타민C와 철분 등 무기질을 따로 복용하는 것이 좋다. 비타민C는 스트레스 해소에 좋고 철분은 권태감과 무력감을 없애주는 효과가 있으며, 칼슘은 쾌적한 숙면을 도와준다.

흔히 만성피로를 가볍게 생각하는 경우가 많지만 만성피로는 대단히 위험한 병이다. 만성피로가 지속되면 점진적인 두뇌의 기능 이상이 오면서 심해지면 장소와 시간에 대한 감각을 상실하기도 하고, 면역반응에 이상이 와서 자가면역질환인 류마티스관절염 등도 발생할 수 있고, 장기간의 피로로 말미암아 대부분 자신의 일을 할 수가 없게 된다.

만성피로증후군의 가장 큰 증상 및 문제점은 일상생활을 하기가 곤란할 정도의 심한 피로감이다.

만성피로로 인한 두 번째 큰 문제는 인지능력의 심한 저하현상이다. 금방 듣고도 잊어버리는 것처럼 집중력의 저하가 일상생활에 지장을 줄 정도면 만성피로증후군을 진단하는 충분한 근거가 된다. 가끔 심한 사람들은 혼동상태가 와서 집을 찾지를 못하거나 잘 가던 길을 헤매는 현상이 오기도 한다. 그리고 일상생활에서의 간단한 계산을 하기가 힘들어지기도 한다.

한의학에서는 만성피로를 '허로(虛勞)'라고 한다. 허로는 피모(皮毛), 힘살(기육, 肌肉), 힘줄(근육, 筋肉), 골수(骨髓), 기혈(氣血), 진액(津液) 등이 부족해진 것을 말한다. 내원한 많은 만성피로 환자들을 보면 업무에서 수개월 이상 과로를 했거나 수개월간 운동을 거의 하지 않고 저녁에 과음, 과식을 자주 했다는 공통점이 있었다.

결국 만성피로는 운동부족, 과식, 과로, 스트레스의 합작품이다. 특히 근육이 많이 뭉치고 뱃속에는 식적이 가득 차 있는 경우가 많다. 따라서 만성피로의 해결책은 '적게 먹고 많이 걷는 것'이 최고다.

피로가 나타나는 방식은 다양하며 일률적으로는 말할 수 없으나 일반적으로는 두통, 어지러움, 변비, 식은땀이 있고 이외에 손톱, 소변 등의 이상을 볼 수 있다.

제1기에는 피로감, 권태감, 무력감, 소모감 등의 주관적 증세가 나타나고 얼굴빛, 자세, 태도 등에도 변화가 일어나서 집단적으로 슬렁거림이 눈에 띄는 등 객관적인 증세도 볼 수 있다. 신체적으로는 감각, 반사, 자율신경, 장기 등 기능의 변조가 나타난다. 제2기에는 구토, 현기증, 두통 외에 혈압 변동, 요량 감소 등을 볼 수 있고 제3

기까지 진행되면 전신적 피로감으로 변하여 강한 탈력감, 기면, 불면에 빠진다. 심장의 박동도 흐트러지고 식욕부진, 오한, 발열, 위장장애, 정신불안 등을 볼 수 있다. 제4기에서는 이들 증세가 각각 고정화되어 질병으로 발전해 간다. 그 결과 작업의 양, 질, 작업의 형식, 작업의 환경, 대인관계 등이 적절하지 못하게 된다. 또 작업에 대한 의욕이나 흥미가 떨어지고 소질이나 훈련의 부족, 미숙 등도 나타난다. 작업을 떠나서 생활(수면, 휴양, 영양, 환경 등)이 적절하지 못하게 될 수 있다.

| 만성피로증후군에 더 잘 걸리는 경우는? |

만성피로증후군에 더 쉽게 걸리는 대상이 따로 있을까? 만성피로증후군 환자의 70~80%가 여성이라는 결과가 있긴 하지만, 이러한 수치는 기타 다른 면역 관련 질환의 경우와 별로 다르지 않다는 보고도 있다. 독성물질이 심하게 배출되는 환경에 있는 사람은 누구라도 걸릴 수 있고, 특히 공단 주변의 사람들, 농약을 만지는 농민들, 그리고 과도한 스트레스를 지속적으로 받는 직업군, 예를 들자면 연구원, 교수, 의사, 변호사, 목사, 벤처기업의 종사자 등이 만성피로에 시달리고 있다. 또 다른 연구 결과에 의하면 저소득층과 소수 민족에게 만성피로증후군의 발병률이 낮게 나타나고 있다.

만성피로증후군은 성인에게만 나타나는 증상이 아니다. 아이들에게서도 만성피로증후군이 나타날 수 있다. 현대에는 아이들에게도 만성피로가 많이 나타나고 있는데, 다행히 성인에 비해 비교적 드문 편이다. 국내뿐만 아니라 외국에서도 아이들에서의 만성피로증후군의 유병률은 정확하게 알려져 있지 않다. 보고자들에 따라서 다르기는 하지만 10~19세 사이의 청소년에서 0.03% 정도의 유병률이 보고되고 있는데 더 어린 소아에서는 유병률이 더 낮은 것으로 알려져 있다. 최근에는 그 유병률이 조금씩 늘어나는 경향을 보이고 있다. 소아에서 특히 청소년의 만성피로증후군은 대개 급성으로 나타나는 경향을 보이고 있고 증상은 성인의 경우와 비슷하지만 대부분 학교생활에 잘 적응하지 못하는 문제가 생기게 된다. 아이들의 경우에는 성장지연은 물론 인격 형성에 부정적인 영향을 초래하게 되며, 특히 사춘기를 심하게 겪는 경우가 많고 심하면 만성 우울증에 빠질 수 있다는 문제점이 있다.

만성피로증후군이 얼마나 오래 지속되는가는 사람에 따라 각각 천차만별이다. 어떤 사람은 1~2년이 지나 회복되는 수도 있고, 또 어떤 사람은 그 이상이 걸려 회복기에 접어들게 되는 수도 있다. 중요한 것은 만성피로증후군은 일정한 주기를 보이면서 호전과 악화를 반복하는 양태를 띤다는 점이다. 이런 특징 때문에 증상의 위험성이나 치료의 필요성을 놓치는 경우가 대부분인데, 상태가 좀 나아진다고 하더라도 자신이 진정한 회복기에 들어선 것인지, 아니면 단순히 질병 주기상 호전기를 지나고 있는 것인지를 관찰할 필요가 있다.

지금까지는 만성피로증후군에 대한 연구가 대부분 의사를 방문한 환자를 중심으로 이루어졌기 때문에 그 예후에 대한 연구 결과가 과장되었을 가능성이 있다. 왜냐하면 의사를 찾았던 환자들의 증상이 보다 심하고 장기간 증상을 앓았을 가능성이 있기 때문이다. 성인 환자의 경우에는 20~50% 정도에서 어느 정도의 회복을 보이지만 단지 6% 정도의 환자만이 이전의 기능 수준으로 회복되는 것으로 알려져 있다. 하지만 소아의 경우에는 예후가 더 좋아서 54~94% 정도에서 증상이 회복되는 것으로 알려져 있다.

| 꾸준한 치료만이 답이다 |

안타깝게도 현재까지는 만성피로증후군에 대한 완치법이 없다. 누적된 피로만큼 꾸준한 치료가 이뤄져야 한다. 피로를 최대한 줄이는 효과를 보기 위해서는 규칙적인 식사와 운동이 필요하다. 커피나 초콜릿, 자극성 음식은 피하고 곡류, 야채, 지방, 비타민 등 에너지 균형이 고려된 음식을 섭취해야 한다. 하루에 8잔 이상의 물을 마시는 것도 도움이 된다. 인체 에너지 생성을 돕고 뇌기능 활성물질이 골고루 들어 있는 마늘, 보리, 브로콜리, 포도 등도 권장할 만한 식품이다.

과거에는 만성피로증후군을 호소하는 환자들에게 증상 악화를 이유로 운동이 불필요한 치료법으로 여겨졌으나 최근에는 유산소 운동량을 늘리는 운동요법이 각광을 받고 있다. 걷기나 자전거 타기 등 가벼운 유산소 운동을 점진적으로 하면 어느 정도 치료 효과를 기대할 수 있다. 최소 12주간의 운동계획을 세운 뒤 하루 5~15분 정도 꾸준히 운동을 하는 것이다. 매주 1~2분씩 30분까지 운동량을 늘릴 수 있지만 무리하면 오히려 역효과가 발생할 수 있으므로 주의한다. 하루에 한두 번 30분씩 복식호흡을 꾸준히 해주는 것도 효과가 있다. 복식호흡을 할 때는 숨을 코로 들이마시고 입으로 내쉬되 들이마실 때는 배만 앞으로 나오게 한다.

약물요법도 치료개선에 도움이 되지만 효과가 그리 많은 편은 아니다. 만성피로의 원인으로 두통 증세가 있을 경우 통증완화 치료를 우선하고 우울증을 호소할 경우 항우울제 투여나 정신적 안정 등의 치료방법이 동원된다. 그러나 대부분의 경우 어느 한 가지 치료법을 택하기보다는 여러 치료를 동시에 적용하는 것이 일반적이다. 이 밖에 면역기능 강화를 위한 치료, 고농도의 항산화제, 비타민 투여, 바이오피드백 치료 등 환자의 상태에 따라 함께 사용된다.

현재 만성피로증후군에 효과적이라고 알려진 치료제 '앰플리겐'에 대한 임상실험이 해외에서 진행 중이어서 앞으로 약물치료에 대한 효과가 크게 개선될 전망이다. 그러나 만성피로증후군은 장기간 치료를 필요로 한다는 점에서 의사와 상의해 가장 적절한 치료법을 선택하는 것이 무엇보다 중요하다.

❶ '나'의 몸 상태에 귀 기울여서 음식을 고르도록 합니다.

어떤 음식이 환자의 증상을 악화시킨다면, 아무리 그것이 좋은 음식이라 할지라도 피하는 것이 좋습니다. 샐러드, 브로콜리, 견과류, 과일, 시금치 같은 '좋다고 여겨지는 음식'조차도, 본인이 소화시킬 수 없다면 그것은 매우 자극적일 수 있기 때문입니다.

❷ 현명하게 먹도록 합니다.

만성피로증후군 환자들은 자신의 건강을 위해서 필요한 기본적인 영양소를 공급받는 것이 중요합니다. 알레르기나 기타 다른 이유로 이미 제한된 식사를 하는 것이 아니라면 다양하고 폭넓은 음식을 섭취하는 것이 증세의 개선을 위해 가장 좋습니다.

❸ 단순하게 먹도록 합니다.

되도록 자연상태 그대로를 지키는 단순한 조리법을 이용하면 소화를 돕고 음식에 대한 신체의 반응을 알아보는데 더 수월해집니다. 담백한 채식이나 녹말, 단백질을 선택하도록 합니다.

❹ 소위 건강에 좋다고 하는 음식을 먹도록 합니다.

가능하면 다당류로 된 정제되지 않은 음식(현미 등), 비타민과 미네랄이 풍부한 채소, 단백질을 섭취하기 위한 저지방 육류 등을 선택하여 먹도록 합니다. 인공적인 첨가물이 포함된 모든 가공식품은 되도록 피하는 것이 좋습니다. 몇몇 음식들은 대부분 환자의 증세를 악화시킬 수 있기 때문에 반드시 피해야 합니다. 대표적인 것들이 커피, 홍차, 카페인이 들어 있는 소다, 콜라, 인삼, 마테차, 마황 등과 같은 자극제와 알코올, 단맛이 나는 감미료, 동물성 지방, 인공 식품 첨가제 등입니다. 대신에 자극제로서의 좋은 영양 공급원은 사과산*, CoQ10(코큐텐), 비타민 B12, 로얄젤리, 청록 해조류 등이 있습니다.

만성피로증후군에 도움이 되는 식재료

- 인삼: 온몸이 무기력할 때 인삼을 하루 6g씩 달여 마시면 활력을 되찾는 데 도움이 됩니다.
- 오미자: 찬물에 담가 땅에 묻고 오래 두었다 마시면 기침, 천식을 가라앉히고 정력증강에 효과가 좋습니다.
- 오가피: 5~10g을 살짝 볶아 20분 정도 달여 마시면 중추신경을 흥분시키는 효능이 있어 원기회복에 도움이 됩니다.
- 사과: 식욕을 촉진시켜 영양을 보충하고 몸 안에 쌓인 피로물질을 제거하며 장의 운동을 자극해줍니다.
- 레몬: 식욕을 촉진하고 신경을 안정시켜 줍니다.

---

* 사과, 포도, 자두, 살구 따위의 덜 익은 과실에 들어 있는 유기산의 하나, ATP(아데노신3인산)가 포함된 것이 좋음.

원인을 알 수 없는
목 통증, 어깨통증 때문에 힘들어요

어깨통증 · 목통증 · 목디스크 · 경추수핵탈출증 · 오십견

Q ▸▸▸ 저는 40대 후반의 여성입니다.

2월 말부터 몸이 좋지 않아 설 연휴 후유증이라고만 생각했는데, 2주가 넘도록 목과 어깨통증이 가시질 않네요. 일상생활에 지장이 있을 정도로 힘이 듭니다.

자고 나면 한쪽 팔이 저리고 조금만 일을 많이 해도 목과 어깨가 아파서 한참을 주물러야 하는데, 통증은 오른쪽으로만 집중적으로 나타나고 있습니다. 이전에도 목이나 어깨가 아팠던 적은 있지만 이렇게까지 오래가진 않았어요. 특별히 다치거나 하진 않았는데, 왜 이러는 걸까요?

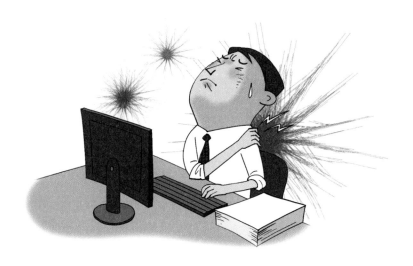

Q ▸▸▸ 프로그래머 일을 하고 있는 30대 초반의 남성입니다.
저는 주로 컴퓨터로 작업해서 하루에 8시간 정도 앉아서 일합니
다. 이런 생활이 5년 넘게 반복되다 보니 몸에도 이상 신호가 나
타나기 시작했는데요. 항상 목과 어깨가 결리고 뭉치는 게 기본이
라 요즘은 거의 매일 파스에 의존하고 있습니다. 심할 때는 오른
쪽 어깨에 통증이 심해서 식사를 할 때 팔을 올리는 것마저도 부
담이 될 정도입니다. 머리가 무겁다고 느껴질 때도 많고, 두통도
흔하게 나타납니다. 그렇다고 지금까지 잘해 오던 일을 그만둘 수
도 없고 계속 하자니 몸이 축나는 것 같아서 걱정입니다. 일을 하
면서 목과 어깨에 무리를 주지 않게 하려면 어떻게 해야 할까요?

▶▶▶ 학생들은 물론 직장인을 비롯한 현대인들은 책상에 앉아서 생활하는 시간이 많다. 컴퓨터와 스마트폰으로 업무와 일상생활의 크고 작은 일들을 처리하고 있기 때문이다. 이로 인해 고질적이라고 불리는 목과 어깨의 통증을 호소하는 사람들이 많아지고 있다.

많은 사람들이 목이 뻐근하고 아프면 혹시 내가 목디스크는 아닐까 하는 걱정부터 하게 되는데 '디스크'는 사실 병명이 아니라 척추뼈와 척추뼈 사이를 연결하는 '추간판(디스크, intervertebral disc)'이라는 구조물을 뜻한다. 우리가 흔히 목디스크라고 알고 있는 질환의 정확한 명칭은 경추 수핵 탈출증으로 경추 뼈와 뼈 사이의 추간판이 탈출하거나 파열돼 경추신경이 자극 또는 압박을 받아 목과 어깨, 팔 등에 통증 및 신경학적 증상을 나타내는 질환이다. 추간판은 외부에서 가해지는 충격을 흡수하고 척추의 움직임에 따라 몸이 유연하게 움직일 수 있도록 도와주는 역할을 하는데 이러한 추간판에 강한 압력이 지속적으로 가해지면 척수나 신경근을 자극하게 되면서 통증이 발생하는 것이다. 디스크에서 수분이 빠져나가면 탄력을 잃게 되고 등, 어깨, 팔, 손가락, 머리와 인후에 통증이 나타나며 팔, 손 저림, 마비감, 무력감이 나타나기도 한다.

목디스크의 원인은 크게 2가지로 볼 수 있다.

첫 번째는 교통사고나 추락 등 외상에 의한 손상 때문에 생기는 경우이다. 교통사고나 낙상 등 물리적으로 목과 어깨 등에 충격을 받았다면 근육, 인대, 경추관절의 연골세포가 손상될 수 있다. 충격으로 인해 목이 뻣뻣해지고 굳어져서 근육의 굴신불리*, 수축과 이완이 잘 이루어지지 않는 것이다.

두 번째는 퇴행성 질환의 일종으로 뼈의 근육관절이 변화되거나 추간판의 수분이 감소하면서 탄력성을 잃고 섬유륜이 찢어지면서 수핵이 탈출하거나 돌출된 경우이다.

최근에는 젊은 층에서도 목디스크를 호소하는 경우가 많다. 컴퓨터 및 스마트폰을 과다 사용하거나 장시간 운전을 하는 경우, 운동량이 부족한 경우는 물론 심한 운동, 스트레스 등이 원인이 되어 목디스크가 점차 증가하는 추세이다. 또 자세가 바르지 못한 사람들이 거북목증후군을 호소하기도 한다. 거북목증후군이란 목을 길게 빼는 자세 때문에 정상적인 경추 만곡인 'C'자 형태의 경추 정렬이 소실되어 생기는 증상들을 말한다. 목의 모양이 거북이 목과 닮았다고 하여 거북목증후군이라는 이름이 붙었다. 목과 어깨가 뻣뻣하게 굳어지고 등과 허리에 통증이 나타나기도 하며, 눈이 쉽게 피로하고 두통이 생기기도 하는데 이런 증상들이 목디스크로 이어지는 경우도 있다.

목디스크를 자가진단해 보고 싶다면 통증의 위치와 지속 정도를 살펴보면 된다. 머리(두피)를 위에서 아래로 눌렀을 때 팔 저림이 심해지고, 특히 뒷머리 통증이 느껴진다면 이는 목디스크의 전형적인 두통이라 할 수 있다. 통증이 어깨 → 팔 → 손가락까지 이어지는 경

---

* 관절을 구부리고 펴는 것이 어려운 증.

우, 일시적이 아니고 지속적인 저림이 나타난다면 목디스크를 의심해 볼 수 있다.

목디스크라고 하면 목에만 통증이 나타난다고 생각하는 사람이 많다. 하지만 어깨나 팔, 손까지도 통증이 뻗어 나갈 수 있다. 목디스크는 어깨 또는 목의 뒤쪽이나 팔이 저린 듯 아프면서 팔꿈치 이하로 통증이 뻗치는 양상을 보인다. 머리에 손을 얹는 동작으로 통증이 경감되는 특징이 있으며 심한 경우 팔이나 손의 움직임이 둔해진다. 간혹 목 자체의 통증, 어깨의 움직임에 의한 통증을 동반하지 않을 수도 있다. 목디스크로 나타날 수 있는 증상으로는 후두통, 목덜미, 어깨, 팔 통증, 무력증이나 저림, 무감각 등이 있다. 심한 경우 척수에 손상을 줌으로써 다리 힘이 약해져 마비가 발생할 수 있다.

위 사례처럼 목과 어깨의 통증 때문에 일상생활이 힘든 정도라면 한방이든 양방이든 주저하지 말고 방사선촬영(영상촬영)을 먼저 해보길 권한다. 원래 목과 어깨가 안 좋은 사람이 고정된 자세를 오랜 시간 지속하게 되면 경추 근육 관절이 강직되어 나타나는 증세로 손까지 저릴 수 있다. 단순한 목 병변이 아닌 초기 경추 디스크일 수 있으니 시간이 지나면 낫겠지 하며 안일하게 생각하지 말고 통증의 정확한 원인이 목인지 어깨인지 파악하여 빨리 치료하는 것이 좋다.

한방에서는 목디스크를 치료할 때 침, 추나요법, 약침요법, 물리요법, 약물요법, 수기요법 등을 시행하는데 이는 비수술요법이기 때문에 치료에 대한 부담이 덜하다. 또한 30분~1시간마다 목 주위 근육 풀기, 손을 구부려서 양어깨 견봉에 올리고 돌리는 등의 어깨 스트레칭을 꾸준히 해주면 도움이 된다.

실제로 어깨통증으로 한의원을 찾는 환자가 30%나 될 정도로 목통증과 함께 가장 많이 이야기되는 것이 어깨통증이다. 어깨통증이나 손발 저림이 나타나면 목디스크보다 오십견 같은 어깨질환부터 의심하게 되는데, 목디스크와 오십견의 증상은 비슷한 것 같지만 다르다.

노년층의 어깨질환 하면 50세 이후에 특별한 원인이 없이 심한 통증과 함께 나타나는 오십견을 먼저 떠올린다. 오십견은 동결견이라고도 불리는데 말 그대로 어깨가 얼어버린 것처럼 관절을 둘러싼 막이 굳어져 팔을 들어 올리기 힘든 증상을 말한다. 과거에는 중년 이상에서 어깨통증이 많이 나타나고, 50대에서 주로 발병하여 오십견이라 불리게 되었지만 최근 연령과 상관없이 30대, 40대에서도 자주 발생하고 있다. 오십견이라고 하여 반드시 50대에만 생기는 것은 아니며, 그보다 젊은 연령대나 50대 이후에도 발생할 수 있다. 최근에는 몸짱 열풍과 함께 스포츠나 레저 활동을 즐기는 사람들이 많아지면서 20~30대 어깨통증 환자들도 증가하는 추세이다.

오십견은 운동 부족으로 인한 어깨주위 관절, 근육, 인대의 퇴행, 충격으로 인한 부상, 과도한 관절 사용, 스트레스로 인해 나타나는 어깨관절의 경직이 원인으로 발생한다.

오십견이 발병하면 일상생활에 큰 불편이 온다. 머리를 감거나 빗

질을 하기가 어렵고, 만세 동작도 어렵다. 옷을 입고 벗을 때 단추를 잠그기가 어렵고, 세수하거나 수저를 들 때 통증이 나타나기도 한다. 또한 야간에 통증이 심해지면서 잠을 이루기 힘든 경우도 있어 이러한 증상을 야간통이라고 한다. 단순 어깨결림이나 목디스크로 인한 통증은 누우면 줄어들고 사라지지만, 오십견은 누웠을 때 관절이 압박을 받아 더 심한 통증을 일으키기 때문이다.

| 어깨통증과 오십견 구분하기 |

노년층의 단순한 어깨통증과 오십견은 어떻게 구분할 수 있을까?

노년층의 단순한 어깨통증은 어깨나 등 부위 목줄기가 뻐근하고 무겁게 당기며 어깨통증이 목에서 시작하여 어깨 끝으로 발생한다. 오십견은 어깨관절이 뻣뻣해지고 콕콕 쑤시고 팔을 자유롭게 돌리기 힘들어진다. 오십견의 어깨통증은 어깨 끝에서 시작하여 팔 쪽으로 발생하는데 어깨관절을 감싸고 있는 관절낭에 염증이 생겨 아프고, 손상되어 두꺼워진 관절낭이 뼈에 달라붙어 관절운동 범위를 제한받게 된다.

오십견은 따로 치료하지 않아도 1~2년 내에 자연치유된다는 말이 있는데, 이는 잘못된 사실이다. 어깨통증이 있다면 내버려 두지 말고 정확한 검사를 통해 원인에 따른 치료법을 시행해야 한다. 어깨통증이 목디스크를 동반하는 경우가 15%나 되므로 결코 가볍게 보아서는 안 된다.

오십견은 80%가 본인 스스로 진단하기에 대부분 회전근개●손상, 석회성 건염●이 많다고 한다. 한방에서는 한기, 습, 담 등 나쁜 기운이 기(氣)가 흐르는 통로인 경락을 막아 어깨 기혈을 뭉치게 한다고 보고 이를 풀어주는 치료를 한다. 이를 어혈이라고 하는데 인대를 풀어주는 침치료와 부항, 한방 물리요법 시술, 또 관절을 강화시키는 데 도움이 되는 한약을 복용하면 좋다. 치료 후에는 가벼운 스트레칭과 자기 몸에 알맞은 운동을 몇 가지 정해서 꾸준히 해야 한다. 또한 스트레스가 쌓이면 그때그때 스트레스와 피로를 풀어주는 것이 좋다.

그 밖에도 젊은 층이 주의해야 할 어깨질환에는 어깨염증이 생기거나 견봉과 어깨근육 및 회전근개의 마찰로 인해 통증을 유발하는 '어깨충돌증후군', '어깨탈구', 과도한 운동으로 인해 회전근개파열에서 오는 '관절와순 손상' 등이 있다. 관절와순은 상완골이 어깨뼈에서 어긋나지 않도록 잡아주는 역할을 하는데, 어깨관절 주변의 가장자리를 둘러싸고 있는 반지 모양의 섬유 유연골조직을 말하며 흔히 물렁뼈라고도 한다. 관절와순 손상이 발생하게 되면 팔을 뒤로 젖히거나 올리는 동작에서 통증이 발생한다. 어깨에서 뚝 하는 소리가 나고 극심한 통증과 어깨가 빠질 것 같은 느낌이 지속되어 심리적으로 불

● 어깨를 들어 올리는 근육 중에서 어깨뼈를 둘러싸며 붙어 있는 4개의 근육.
● 어깨 힘줄에 석회질이 쌓여 나타나는 질환.

안감이 들기도 한다.

　이런 증상은 운동이 부족해도 생기지만 과한 운동으로 인한 충격, 과도한 관절 사용, 스트레스로 인해 나타나는 어깨관절의 경직이 원인이다. 특히 오랜 시간 앉아서 공부하는 학생이나 사무직 종사자, 스마트폰이나 컴퓨터를 많이 사용하는 사람이라면 어깨질환이 오기 쉬운데 1시간에 5분씩 어깨 스트레칭을 해주면 좋다.

　오십견도 일종의 퇴행성 질환이기 때문에 오십견이 오기 전, 젊을 때부터 어깨 건강을 지키려면 무리하고 과격한 운동은 자제하며, 스트레칭과 같은 적당한 운동을 꾸준히 하면 좋다. 무엇보다 바르지 못한 자세를 피하고 스트레스로 인해 피로가 쌓으면 반드시 적절한 휴식을 취해야 한다. 젊은 층은 어깨에 통증이 있어도 가볍게 생각해 방치하고, 병을 키우는 경우가 많다. 어깨통증을 방치하면 어깨뿐만 아니라 손까지 저릴 수 있고, 제대로 치료하지 않으면 어깨운동 범위에 제한이 남는 후유증이 남을 수도 있기 때문에 관심을 갖고 치료하는 것이 좋다.

목디스크를 유발하는 대표적인 생활 원인은 무엇일까?

❶ 컴퓨터와 스마트폰 사용, 장시간의 독서 등으로 목뼈의 C자형 곡
   선이 일자목(거북목)으로 변형된 경우
❷ 컴퓨터를 사용하면서 모니터를 향해 목을 쭉 내미는 잘못된 습관
   을 가지고 있는 경우
❸ 한쪽으로만 물건을 들어서 몸의 균형이 깨진 경우
❹ 바르지 않은 자세로 앉거나 오래 앉아 있는 경우
❺ 목에 힘이 과하게 들어가는 운동을 한 경우
❻ 체형에 맞지 않는 베개를 사용하여 밤새 목과 어깨 근육이 긴장되
   고 척수가 압박된 경우

차가워진 손과 발, 수족냉증은
왜 생기는 건가요?

레이노병 · 류마티스성 질환 · 수족냉증과 목디스크 · 수족냉증과
소화불량 · 혈액순환 · 두통 · 산후풍 · 복통과 설사 · 알레르기성 비염

Q ▸▸▸ 요즘 날이 추워지면서 발이 엄청 시려요. 매일 양말 2겹
을 신고 다녀도 발에서 냉기가 솔솔 나오는 것 같고, 다리가 탱탱
붓고 엄청 아리다 못해 무릎까지 아픕니다. 종일 서서 일하는 직
업이라 눈물 날 정도로 힘듭니다. 밤에 잘 때도 아리고 잠도 잘 못
잘 때도 있어요. 병원 가니까 혈액순환이 안 되고 무릎에 무리가
가서 그렇다고 하던데, 어떻게 하면 이런 증상들에서 벗어날 수
있을까요?

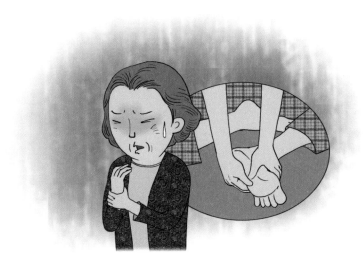

▶▶▶ 겨울이 되면 날씨가 추워져 기온이 내려가고 체온이 떨어지는 건 당연한 일이다. 하지만 이와는 별개로 손과 발이 심하게 차가워지는, 소위 '수족냉증(手足冷症)'으로 고통받는 사람들이 많다. 수족냉증이란 단어는 한방에서 사용하는 용어로, 일반인들이 흔히 손과 발의 시려움이나 불편함을 느낄 때 "제가 수족냉증이라는 병이 있어서요."라고 말하는 경우가 많다. 하지만 이는 하나의 증상이지 병(病)명이 아니다. 예를 들어 "선생님, 배가 아파요." "아, 복통이 있으세요? 그럼 환자분에게 복통을 일으킬 만한 원인이 되는 병을 찾아보겠습니다."라고 말하는 것과 같다.

보통은 환자들이 손, 발의 차가운 느낌을 호소하며 다음과 같이 다양하게 표현을 한다.

"손, 발이 차요."

"손이 시려요."

"손이 아려요."

"발에 감각이 없어요."

여기서 중요한 것은 날씨가 추운 곳에서 노출된 손과 발이 차가워지는 건 당연한 정상적인 반응이며, 이 자체를 문제로 생각하면 안 된다는 점이다. 손발이 찬 것이 꼭 병을 의미하는 것은 아니기 때문이다. 태어날 때부터 손발이 좀 찬 사람들도 있고 약간 뜨거운 사람들도 있다. 호르몬 변화를 많이 겪는 여성들은 손발이 차다가도 갱년기가 지나면 손발이 뜨겁다고 하는 사람들도 있다.

수족냉증은 추위를 느끼지 않을 만한 온도에서 신체의 특정 부위에 냉기를 느끼는 증상을 말한다. 손발과 함께 무릎이나 아랫배가 차가운 경우가 많다. 그리고 이러한 증상은 추울 때 더 악화되어 심지어는 통증까지 느끼게 되는 경우도 있다.

수족냉증은 남성보다 여성, 특히 출산을 끝낸 여성이나 40대 이상의 중년 여성에서 더 많이 나타난다. 수족냉증이 중년 여성에게서 많이 발병되는 이유로는 초경을 시작으로 임신과 출산, 폐경을 경험하는 여성이 남성에 비해 호르몬의 변화가 큰 것을 들 수 있다. 또한 정서적으로 긴장을 많이 하고, 남성보다 예민한 여성의 특성 또한 한 가지 이유로 볼 수 있다.

수족냉증의 원인은 현재까지 정확히 밝혀진 것은 없다. 대체로 추위와 같은 외부 자극에 교감신경 반응이 예민해져 혈관이 수축되면서 손이나 발과 같은 말초 부위에 혈액공급이 줄어 과도하게 냉기를 느끼는 것으로 알려져 있다. 가능성 있는 다른 원인으로는 출산이나 폐경과 같은 호르몬 변화, 스트레스와 같은 정신적 긴장 등이 있다. 수족냉증은 다른 병 때문에 생길 수도 있기 때문에 근거 없고 효과 없는 치료에 시간을 들이는 것은 좋지 않다. 수족냉증을 증상으로 하는 다른 병이 진행되어 수족말단 궤양이나 괴사 등의 심각한 합병증을 초래할 수 있기 때문이다.

수족냉증을 일으키는 질환으로는 레이노병, 류마티스성 질환, 추간판탈출증이나 말초신경염, 손목터널증후군, 갑상샘기능 저하증, 혈관질환, 약물 부작용 등이 있고 이 모두는 정확한 의학적 평가를 통해 체계적인 진단을 받고 원인에 따라 적절한 치료를 받을 경우, 예후가 좋은 질환들이다.

| 수족냉증을 일으키는 병 |

수족냉증의 원인질환으로 레이노병을 가장 흔하게 떠올린다. 레이노병(Raynaud disease)이란, 1862년 프랑스 의사인 모리스 레이노(Maurice Raynaud)가 처음 발견한 질환으로 그 의사의 이름을 따서 레이노병이라 불리게 되었는데, 추운 곳에 나가거나 찬물에 손, 발 등을 담글 때 또는 정신적인 스트레스 등에 의해 발작적으로 손가락, 발가락, 코나 귀 등의 끝부분이 혈관수축을 유발하여 혈액순환 장애를 일으키는 것을 말한다.

레이노병은 20대에서 발병되기도 한다. 처음에는 한두 개 손가락 끝에 나타나지만, 차츰 양손 전체에 나타난다. 일부에서는 손가락 증상 없이 발가락에서만 증상을 보이기도 한다. 또 코끝과 귀에 증상을 보이기도 하고 편두통이나 협심증과 함께 나타나기도 한다. 혈관염, 피부경화증, 동맥경화증 등의 질환에 동반되어 나타나기도 하며 심한 경우 손가락 끝이 검게 변하는 조직괴사 증상을 보이기도 한다.

수족냉증의 다른 원인질환인 류마티스성 질환은 얼굴의 홍조나 피부가 자외선 등 햇빛에 노출됐을 때 민감하게 반응하는 광과민증, 사지의 다발성 관절염 등이 나타나며 심할 경우 관절의 변형, 피부결절 등의 증상을 동반하기도 한다.

추간판탈출증이나 말초신경염의 경우 손발이 저리거나 감각이상, 통증의 양상으로도 나타날 수 있다. 손목터널증후군은 집안일을 많이 하는 주부나 임신과 연관되어서 손목 이하로 밤에 잠을 자기 힘들 정도의 저린 증상과 근육의 약화로 힘이 저하되는 증상 등을 동반한다. 갑상선기능 저하증에서도 손목터널증후군이 잘 생길 수 있어 수족냉증의 증상을 보일 수 있다.

아쉽게도 수족냉증을 진단하는 특별한 방법은 없다. 다만 여러 다른 질병에서 동반될 수 있는 증상이기 때문에 수족냉증이 나타나는 원인질환 감별을 위한 검사를 시행하는 것이 필요하다.

우선 손발의 감각 저하, 손의 통증, 피부 색깔의 변화 등을 보이는 경우 단순한 수족냉증이 아니라 레이노병일 가능성을 배제하지 않을 수 없다. 손발이 차다는 비슷한 증상 때문에 수족냉증과 레이노병을 혼동하기 쉽다. 손이 자주 저리면서 체온과 손발의 온도 차가 2도 이상인 경우, 그리고 그때마다 피부 색깔이 푸른색으로 변하면서 통증이 동반된다면 레이노병을 의심해 보아야 한다. 그 외 손목을 지나가는 신경이 염증 등으로 인해 압박되어 나타나는 손목터널증후군이나 류마티스관절염, 갑상선기능 저하증, 갱년기 증상 등도 감별해야 할 질병에 속한다.

수족냉증 자체는 합병증을 가져오지 않지만, 다른 질병에서 나타나는 한 가지 증상으로 수족냉증을 보인 것이라면 각각 해당 질병의 경과와 합병증이 나타날 수 있다.

일차성 레이노병은 약물치료에 잘 반응해서 예후가 매우 좋다. 아주 드물게 심한 피부 궤양이나 괴저로 인해 수지(손가락)절단을 하는 경우가 있기는 하지만, 사망하는 경우는 없다. 일차성 레이노병을 가진 환자를 10년간 추적 관찰한 결과 38%는 그대로였고, 36%는 더 좋아졌으며, 16%는 더 나빠졌고, 10%에서는 없어졌다. 이차성 레이노 현상과 관련된 예후는 원인질환의 예후에 따라 다르다. 드물게는 아주 경미한 기후변화로도 발작이 유발될 정도로 악화될 수 있는데 이때 손가락이나 발가락에 경피증과 약간의 괴저 부위가 관찰된다. 환자는 심한 통증, 운동 제한, 원위부 관절의 이차성 고정(fixation)으로 상당히 어려움을 겪기도 한다.

간혹 수족냉증과 어깨통증이 함께 느껴진다고 이야기하는 경우가 있는데, 이럴 때는 생각해 봐야 할 원인이 매우 많아진다. 예를 들어 목디스크는 어깨통증과 손이 저리거나 차가운 증상이 한꺼번에 발생하기도 한다. 또한, 각 관절에 동시다발적으로 발생한 관절염이나 우연히 오십견과 동반된 손발의 혈관질환과 같이 원인이 다른 2가지 이상의 질환이 어깨와 손발에 동시다발적으로 발생하는 증상이 나타나기도 한다. 이처럼 조금 떨어져 있는 신체 부위에 증상이 같이 나타난다면 병원을 방문하여 혈액순환이 잘 되는지, 신경에는 문제가 없는지 혹은 관절을 이루고 있는 뼈에는 이상이 없는지 자세한 검진을 받아보는 것이 필요하다.

수족냉증은 소화불량이 동반되는 경우가 많은데 소화가 안 되는 것은 교감신경계와 연관되어 함께 나타날 수 있는 증상이라고 볼 수 있다. 일반적으로 더부룩하고 답답한 느낌 또는 가스가 찬 느낌이 들때 소화가 안 된다고 하는데 이는 장운동과 연관이 있다. 장은 연동운동을 통해 위에서 소장, 대장으로 음식물을 보내고 소화시킨다. 장운동을 조절하는 것은 자율신경계로, 교감신경과 부교감신경이 상황에 따라 적절히 장운동을 조절한다. 그중 교감신경계는 장운동을 억제하는 효과를 나타내는데 정신적 긴장, 감정적 스트레스는 교감신경계를 활성화하게 된다.

따라서 긴장하는 상황이 되면 소화도 안 되고 속이 답답한 느낌을 받게 되는 셈이다. 이처럼 긴장 같은 정신적 스트레스가 교감신경을 자극한다면 혈관수축과 장운동 저하, 그 외에도 다른 작용들이 동시에 나타날 수 있다. 그래서 손발이 차가우면 소화가 잘 안 되게 된다.

수족냉증에 좋은 음식 혹은 피해야 할 음식이 있는지 궁금해하는 분들이 많은데 아쉽게도 수족냉증에 영향을 주는 음식에 대해서는 알려진 것이 많지 않다. 카페인이 포함된 커피나 녹차는 혈관수축에 영향을 줄 수 있으므로 줄이는 것이 좋고, 알코올이나 다른 비타민의 부족 등은 말초신경 손상에 영향을 주어 수족냉증을 발생시키거나 악화시킬 수 있으므로 알코올을 피하고 균형 잡힌 식사를 하는 것이 좋다. 또 동맥경화를 일으킬 수 있는 고지방의 음식은 피하고, 불포화지방산을 함유한 어류나 식물성 지방을 주로 섭취하는 것이 좋다. 한방에서는 말초혈관의 혈액순환에 좋은 생강을 약재로 추천한다. 건강(마른 생강)은 혈액순환과 소화를 돕는 약재다. 여기에 계피, 인삼이 들어가면 더 효과가 좋다.

| 수족냉증과 혈액순환 |

수족냉증은 혈액순환과도 깊은 관련이 있다. 인체를 주택으로 비유하자면 혈관은 온수 파이프와 같다. 뜨거운 피를 구석구석 잘 보내줘야 인체가 따뜻하게 유지될 수 있는데 그렇지 못하니 몸이 차가워지

는 것이다. 여성들은 남성들에 비해 혈관이 가늘게 태어난 경우가 많고 다양한 호르몬 변화를 겪다 보니 교감신경이 예민하게 반응하는 경우가 많아서 혈관을 잘 수축시키고 결과적으로 온수파이프를 가늘게 만든다. 그래서 손발이 찬 경우는 남성보다 여성에게서 더 많이 관찰된다.

혈액순환 장애란 한의학에서 비증이라 하는데, 혈액이 응체되거나 혈액 성분이 변화를 일으켜 혈의 흐름이 나쁘게 되어 나타나는 여러 증상을 말한다. 심장이나 소화기관이 약하면 혈액과 영양소를 몸에서 가장 먼 손과 발까지 전달해 주기 어렵기 때문에 소화기(비위)나 심장, 신장의 기능이 허약한 사람들에게도 많이 발생하는 것으로 본다.

혈액순환 장애를 부르는 한방 원인으로는 기체, 습담, 어혈, 화(열이 과해서 혈액을 말리는 것) 등이 있다. 기체는 장기간 영양 상태가 불량하거나 연령이 많아 원기가 약해지면, 기가 막혀서 흐르지 않게 되어 나타나게 된다. 습담은 기름진 음식이나 술을 먹어 체액이나 혈액 중에 비생리적이고 불필요한 찌꺼기가 생겨서 나타나는 것이고, 어혈은 흔히 죽은피라고 하며 각종 사고나 수술 등으로 혈관을 벗어난 피를 말한다.

양방 원인으로는 고점도혈증, 고혈압, 심장병, 당뇨병, 고지혈증, 동맥경화증의 병이 혈액의 점도를 높이거나 찌꺼기가 혈관 벽에 붙어서 흐름을 방해한다고 보면 된다. 혈액순환 장애로 인하여 최종적으로는 중풍, 협심증, 치매, 비증(저림) 등이 나타난다.

혈액순환 장애 증상

- 손발이 저리거나 쥐가 잘 남
- 손발이 시리거나 차다
- 온몸에 담이 잘 걸림
- 머리에 벌레가 기어가는 느낌
- 머리가 무겁거나 모자를 쓴 듯한 느낌
- 어지러움
- 건망증
- 피부에 멍이 잘 듦
- 근육 또는 피부의 마비감

통증의 부위에 따라서 혈액순환 장애 증상도 다르게 나타난다. 예컨대 손가락이나 발가락 끝에서부터 감각의 이상이 좌우대칭형으로, 마치 장갑과 양말을 착용한 것 같이 손바닥과 발바닥의 감각이 둔해지면서 손발이 저리게 되면 말초신경질환 중 다발성 말초신경병변일 가능성이 크다. 이는 당뇨병의 합병증으로 생기는 말초신경염과 만성 알코올중독에 의해 발생하며, 또 오른쪽이나 왼쪽 어느 한 편에서 손발 저림이 나타나면 대뇌에서 출혈이 생기거나 혈관이 막히는 뇌졸중(중풍)을 비롯한 뇌혈관의 이상으로 인한 중풍전조증이 의심된다. 이 밖에 손목 아래 인대가 주변 신경을 압박한 결과 손이 저리는 수근관증후근, 목뼈 등의 퇴행성 변화에 의한 경견완증후군이라는 병명도 있다.

한의학에서 심장은 화기, 신장은 수기라고 하는데 이들의 부조화로 배꼽 위쪽은 뜨거운 기운이, 아래쪽은 찬 기운이 뭉치게 된다. 이 경우 소화가 되지 않고 어깨가 무거우며 목덜미가 뻣뻣해지고 두통이 오게 된다. 갑작스러운 충격이나 쇼크로 잘 순환되던 체액이 응어리지거나 뭉치게 되면 이것이 혈액을 막아 두통을 유발하게 되는데 스트레스나 정서적으로 예민한 여성에게 많이 나타난다.

　혈액순환 장애를 방치하면 더 큰 질환을 부를 수 있다. 뇌혈관에 이상이 생기면 중풍, 치매, 건망증, 두통, 어지럼증 등이 나타날 수 있고 심장혈관에 이상이 생기면 협심증, 심부전, 심근경색 등이 나타날 수 있으며 팔다리 혈관이나 몸통의 혈관에 이상이 생기면 수족의 저림, 부종 등이 나타날 수 있다. 따라서 방치하지 말고 평상시 혈액검사를 하거나 뇌혈류검사, 심전도검사를 받아보는 것도 좋은 방법이다.

수족냉증은 어떻게 치료해야 할까

수족냉증을 치료하기에 앞서 중요한 것은 신경계 문제를 수족냉증이라고 착각하지 말아야 한다는 점이다. 신경계 문제라 함은 목에서 신경이 눌리는 목디스크, 허리에서 신경이 눌리는 허리디스크, 손목이나 목근육에서 신경이 눌리는 손목터널증후군, 흉곽출구증후군 등을 말한다.

이렇게 신체 곳곳에서 신경이 눌리게 되면 손발이 저리거나 찬 느낌 같은 감각 이상 증상을 호소하게 된다. 이런 경우에는 신경이 눌리게 된 원인을 제거해야 치료가 된다. 혈액순환을 잘 되게 한다고 해서 증상이 호전되기는 어렵다. 물론 정확히 구별하려면 의료인의 진찰이 필요하지만 간단하게는 증상의 범위를 가지고 판단해 볼 수 있다. 시리고 저린 느낌은 대개 손발의 오른쪽과 왼쪽 중에 한쪽만 증상이 나타난다. 오른쪽 왼쪽 모두 시리고 저리다면 혈액순환 장애에 의한 수족냉증에 가깝지만, 한쪽만 시리고 저리다면 신경계 문제를 의심해 봐야 한다.

수족냉증은 추운 곳에 있을 때뿐만 아니라 따뜻한 곳에서도 손발이 시리듯 차다. 손발이 차가운 것이 주된 증상이지만, 때로는 무릎이 시리며 아랫배, 허리 등 다양한 신체 부위에서 냉기를 함께 느끼기도 한다. 심지어 여름에도 양말을 신고 잠을 자야 되는 경우도 있다.

한의학에서는 수족냉증이 있는 사람이라면 다른 냉증 증상도 유발한다고 본다. 손발이 그렇게 차다면 몸 어딘가도 차가울 때 나타나는 증상, 즉 냉증이 나타나기 마련이다.

먼저, 두통이 있다. 찬바람만 쐬면 두통이 있는 분이라면 손발이 찬 경우가 많다. 코에서 냉증 증상을 찾아본다면 알레르기 비염이 있다. 맑은 콧물과 재채기는 코에서 보이는 냉증 증상이다. 복부에서 보자면 찬 것만 먹으면 배가 아프고 설사를 하는 사람, 생리 때 유난히 설사하는 사람, 생식기에서 알레르기 비염 환자의 맑은 코와 같은 맑은 냉이 잘 나오는 경우도 냉증 증상이다. 이런 동반된 냉증 증상을 가지고 있다면 손발이 찬 것은 생리적인 것이 아니고 꼭 치료해야 하는 수족냉증이라고 봐야 한다. 여성의 경우 병적으로 손발이 차지 않더라도, 손발이 차면 자궁이 냉(冷)한 것이고 자궁이 차면 앞으로 임신과 출산을 하는데 지장이 있기 때문에 치료의 필요성을 더욱 크게 절감하게 된다.

물론 동반증상이 없더라도 손발이 찬 것 때문에 여름에도 양말을 신고 자야 할 만큼 일상생활이 불편하고 시린 느낌을 넘어서 통증을 유발한다면 꼭 치료를 받아야 한다. 산후풍은 산후에 손발이 시리고 아픈 증상을 이야기한다. 산후에 손발이 시리고 찬 증상이 생겨야 산후풍이라고 진단하기도 하지만, 사실 산후에 생겼든 출산 전부터 있었든 증상이 있다면 수족냉증의 범위에 포함되고 치료법도 크게 다르지 않다. 동반되는 냉증 증상을 보고 적합한 한약 처방을 하게 된다.

수족냉증은 민간요법이나 인터넷 등의 검증되지 않은 정보로 설불리 치료해서는 안 되며, 가까운 병원을 내원해 진료받는 것이 중요하다. 전문의의 상담과 진찰 및 적절한 검사를 통해 원인이 되는 질환에 대해서 찾고 원인질환부터 치료하는 것이 원칙이다.

산후풍과 같이 시린 증상과 더불어 손발이 저리거나 통증까지 동반한다면 계지와 부자가 들어간 한약이 좋다. 물론 위와 같은 동반증상 없이 손발만 매우 찬 경우도 있다. 이때도 주로 계지와 부자가 들어간 한약을 처방하게 된다. 이럴 때 범하기 쉬운 오해가 바로 부자의 부작용에 대한 것이다. 부자(附子)라는 한약재는 대표적인 강심제로 수족냉증에 가장 많이 사용하는 약재다. 그렇다고 함부로 먹기에는 위험한 한약재이다. 부자에는 아코니틴이라는 심장 독성을 일으키는 성분이 들어 있다. 물론 오랜 시간 끓이면 이 성분은 아코닌(aconine)이라는 물질로 변해 심장 독성은 거의 줄어들고 강심작용은 그대로 유지된다.

수족냉증과 함께 배가 차고 복통이 잘 생기고 설사를 자주 하는 분이라면 생강을 말린 건강(乾薑)과 부자라 하는 한약재가 들어간 한약을 처방하게 된다. 이 두 약재는 아랫배를 따뜻하게 해주어서 설사와 수족냉증을 같이 치료하게 된다.

수족냉증과 함께 재채기와 맑은 콧물이 잘 나는 알레르기 비염 증상이 있다면 계지(桂枝)나 세신(細辛)과 같은 약재가 들어간 한약을 처방하게 된다. 두 약재는 피부와 호흡기 계통으로 작용해 말초혈관을 확장하고, 이로써 수족냉증을 개선하고 콧물을 줄여준다.

민간요법에서 수족냉증에 쑥이 좋다고 해서 많이 사용되고 있다는데, 사실 쑥은 아랫배와 생리불순이나 자궁출혈과 같은 여성질환에 많이 사용하는 약재이다. 자궁이 냉(冷)한 상태일 때 자주 사용되지만, 자궁이 따뜻해진다고 꼭 손발이 따뜻해지는 것은 아니다. 몸이 따뜻해지는 약은 다양하게 있다. 하지만 몸의 부위별로, 증상별로 먹는 약재가 다르다는 것을 명심해야 한다. 손발이 차가울 때는 그에 맞는 약을 먹어야 원하는 효과를 기대할 수 있다.

간혹 수족냉증을 완화시키기 위해 시중에서 쉽게 구할 수 있는 약재를 임의로 달여 먹는 경우가 있는데 정말 조심해야 할 일이다.

❶ 음주, 흡연, 정신적 스트레스는 수족냉증을 악화시키므로 술과 담배는 끊어야 하며, 스트레스는 취미 및 여가생활을 통해 해소하는 것이 좋습니다.

❷ 겨울철에는 손, 발을 따뜻하게 하기 위해 보온양말과 장갑을 꼭 챙기는 것이 좋습니다. 경우에 따라서는 휴대용 난로 등도 도움이 될 수 있습니다.

❸ 다른 신체 부위가 차가울 때 신경반사에 의해 수족냉증이 악화될 수 있으므로 전체적으로 몸을 따뜻하게 하는 것이 좋습니다. 이때 가벼운 옷을 여러 겹 껴입는 것이 두꺼운 옷 하나보다 보온 효과가 좋다는 것을 기억하세요.

❹ 실내 온도는 적정온도(18도 이상)를 유지해야 하며 세안이나 샤워, 설거지 등 물이 닿는 경우에는 찬물보다는 미지근한 물을 이용하세요. 또 찬 음식이나 냉장고 안에 들어 있는 물건을 다룰 때는 장갑을 사용하는 것이 좋습니다.

❺ 가벼운 운동과 집에서 쉽게 할 수 있는 반신욕, 족욕 등은 혈액순환을 원활히 하는데 도움이 됩니다. 근력운동이나 심폐운동을 통해 체력을 길러 자연스레 몸을 따뜻하게 만드는 것도 하나의 방법입니다. 유산소 운동은 전신의 혈액순환에 도움을 주니 하루 30분 이상 주 3회 이상 꾸준히 하는 것이 좋습니다.

❻ 충분한 숙면을 취하고 규칙적인 생활을 하세요.

❼ 일부 피임제, 두통약, 생리통약, 혈압약 등은 증상을 악화시킬 수

있으므로 이런 약제를 복용 시에는 임의로 복용하면 절대로 안 되며 반드시 의사와 상담 후 복용해야 합니다.

수족냉증에 좋은 차 올바르게 끓이는 법

- 계피차

계피의 따뜻한 성분이 추위를 많이 타는 사람들에게 도움을 줍니다. 계피는 몸과 손발의 차가운 기운을 풀어주는 약리 작용을 하기 때문에 손발이 유난히 차갑거나 기운이 쇠약하거나 소화기능이 약해 찬 것을 먹으면 배가 아픈 사람들에게도 효능이 있습니다.

계피차를 만드는 방법으로는 통계피를 물에 씻어 물기를 뺀 다음 껍질을 벗긴 깨끗한 생강과 함께 얇게 썰어 물에 함께 넣어 적당한 온도로 끓이면 되는데, 차가 끓기 시작하면 불을 낮춰 20분 정도 더 달여주면 됩니다.

- 생강차

손발이 찬 사람의 몸을 따뜻하게 해주는 데에는 생강차가 좋습니다. 생강이 혈액순환을 빠르게 하고 땀을 나게 하며 노폐물을 자주 배출시키는 이뇨작용을 하기 때문입니다. 생강·대추차는 생강 20g과 대추 16개를 물 800cc에 은근하게 오래 끓여서 만드는데 꿀을 약간 타서 하루에 2~3회 마셔주면 됩니다. 반면에 보리차는 몸을 차게 하는 성질이 있으므로 피하는 것이 좋습니다.

잦은 두통,
그냥 두어도 괜찮을까요?

거북목 · 일자목 · 편두통 · 만성두통 · 뇌종양 · 뇌혈관 질환

Q ▸▸▸ 30대 초반의 남자입니다. 저는 평소 잦은 두통에 시달리
는데요. 그럴 때면 병원을 찾아가 진통약을 처방받는 것으로 치료
를 대신하고 있습니다. 하지만 시간이 지나면 결국 다시 두통이
오고, 그러면 또 약을 처방받아 일시적으로 나아지는 상황만 반복
되는 것 같아 다른 방법이 없을까 고민하는 중입니다. 한방에서는
두통을 어떻게 보나요? 두통을 어떻게 치료하나요?

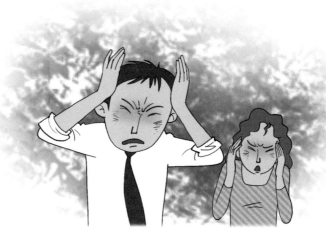

Q ▶▶▶ 안녕하세요, 저는 뜨거운 환경에서 장시간 일하는 직종을 가진 40대 남자입니다. 어느 순간인가부터 가벼운 두통과 어지러움이 시작되었습니다. 그리고 현재는 그 강도가 심해져 두통이 한번 시작되면 온몸에 힘이 다 빠져버리는 것처럼 어지럽고 고통스럽습니다. 여러 병원을 찾아가 다양한 검사를 받아보았지만 원인을 모르겠다며 진통제만 처방해 주더군요. 혹시 한의원에서는 이런 어지럼증을 동반한 두통을 어떻게 보나요? 치료할 수 있는 방법이 있을까요?

▸▸▸ 두통은 현대인들에게 기침만큼이나 매우 친숙한 증상이다. 살면서 두통을 경험해 보지 못한 성인은 없다고 말해도 과언이 아닐 정도로 우리는 두통이라는 증상에 노출되어 있다. 그렇다면 한방에서는 두통을 뭐라고 정의할까? 한방에서는 두통을 하나의 염증으로 본다. 뇌혈관 순환장애나 두강 내의 혈관 확장과 같은 이상이 주위 신경을 압박하여 염증이 생기고, 이것이 곧 머리에 생기는 통증으로 나타난다고 보는 것이다.

두통은 보통 1차성 두통과 2차성 두통으로 나뉜다. 편두통이나 긴장성 두통과 같은 1차성 두통의 경우 원인을 찾을 수 없는 두통으로 우리가 겪는 90%의 두통이 바로 이 1차성 두통에 속한다. 반면에 2차성 두통의 경우 원인을 찾을 수 있는 두통으로 뇌종양이나 뇌출혈, 그리고 뇌병변이 바로 2차성 두통에 속한다.

| 1차성 두통과 2차성 두통 |

1차성 두통의 경우 증상은 머리가 아픈 것으로 나타나지만, 그 원인이 머리에 있는 경우는 드물다. 무절제한 식습관이나 과도한 스트레스로 인한 소화기 계통 문제로 일어나기도 하고, 극심한 피로나 수면 부족으로 인해 일어나기도 한다. 또한 두개골 경추 주변의 목 뒤 근육과 신경계에 가해지는 긴장으로 일어나기도 한다. 이처럼 1차성 두통은 그 원인을 뚜렷하게 찾을 수 없다는 것이 그 특징이다. 1차성 두통의 경우 스트레스나 피로, 수면부족 등이 원인이 되는 경우가 많으므로 정신적으로 힘든 요소들을 제거하거나 몸을 편히 쉬어줌으로써 두통의 원인요소를 없애주는 것이 최선의 방법이다. 때때로 어깨에 통증이 있을 때 머리가 함께 아프다는 사람들도 있는데, 이들의 경우 경추의 불균형이 원인인 경우가 많다. 쉽게 이야기하자면 경추의 불균형으로 거북목이나 일자목을 가진 경우 두통이 나타나는 것이다.

현대에서 1차성 두통은 단순히 성인들에게만 만연한 것이 아니라 청소년들에게서도 빈번하게 나타나는데, 이는 어른들의 걱정처럼 단순히 스마트폰의 일반화 때문만은 아니다. 현대의 청소년들은 수면부족에 시달리고 수면 패턴 역시 매우 불규칙하다. 지방질이나 튀긴 음식, 인스턴트식품에 쉽게 노출된 환경도 문제다. 또한 어린 나이때부터 시력장애를 겪고, 부모나 친구 사이에서의 갈등을 많이 겪는다. 더불어 미래에 대한 걱정, 학업에 대한 정신적 스트레스, 과도한 게임도 청소년 두통의 원인이다. 또 TV와도 떼려야 뗄 수가 없는 생활은 우리를 스트레스 상태에 놓이게 한다. 이처럼 수많은 스트레스와 몸에 좋지 않은 식품, 그리고 전자파에 노출된 환경이 두통을 만드는 셈이다.

2차성 두통의 경우 앞서 이야기했듯 뇌와 관련된 질환으로 인해 나타나는 경우가 많다. 뇌종양이나 뇌혈관질환, 뇌염과 같은 뇌질환이나 약물, 알코올 등 기질적으로 매우 명백한 경우에 나타나는 것이 바로 2차성 두통이다. 2차성 두통은 1차성 두통과 비교했을 때 증상적인 면에서도 큰 차이를 보인다. 극심한 두통이나 발작, 의식 소실, 쓰러짐, 어지럼증, 언어장애, 수족저림 등 2차성 두통은 직접적인 원인으로 인해 두뇌에 그 증상이 나타난다.

만약 과거에 한 번도 경험해 본 적이 없는 두통이 갑자기 시작되거나 그 빈도가 잦고 강도가 심하다면, 2차성 두통을 의심해 보아야 한다. 특히나 의식소실이나 간질과 같은 발작이 두통과 동반될 경우, 뇌종양이나 중풍(뇌경색, 뇌출혈)을 의심해 볼 수 있으므로 주의해야 한다. 예를 들어 두통이 발생한 반대쪽 신체에 마비 또는 감각 저하의 증상이 나타난다면, 이는 중풍을 의심해야 한다. 그러나 시력장애나 언어장애(말이 어눌해지고 혀가 꼬임), 갑작스러운 쓰러짐, 극심한 두통(강한 두통이나 새벽 두통) 등의 증상이 나타난다면 이는 뇌종양을 의심해야 한다. 이처럼 2차성 두통은 그 증상으로 질병 역시 명확하게 차이를 보인다.

| 두통은 어떻게 치료해야 할까 |

두통으로 한의원을 찾는 환자 중 많은 이들이 '머리에 침을 놓는 게 아닐까?' 하는 생각에 두려움을 갖는다. 그러나 이는 무지로 인한 오해다. 두통을 치료하기 위해 침을 놓는 부위는 대부분 수족 부위이기 때문이다. 머리에 상응되는 혈은 대부분 수족에 위치해 있다. 열에 하나라도 머리에 침을 놓는 경우에는 두피의 경혈에 놓으므로 두려워할 것은 없다. 만성 두통을 겪는 많은 이들이 병원에서 원인을 찾지 못하면 한의원을 찾곤 하는데, 이런 경우 한의원에는 감국(국화과 식물)과 박하향(페퍼민트), 그리고 천마를 통해 치료를 진행한다. 또한 체질상 침이나 뜸에 거부감이 심한 환자의 경우에는 명상호흡을 통해서도 치료가 가능하다.

사실상 현대 직장인들이 시간을 내어 병원이나 한의원을 찾는 것은 쉬운 일이 아니다. 두통 증상이 일어날 때 도움이 될 만한 작은 조언을 하나 하자면, 그건 바로 지압법이다. 후두부, 머리 뒤의 움푹 파인 정중앙부와 그 옆에 움푹 파인 곳(풍지혈)을 지그시 천천히 눌러주면 두통 완화에 도움이 된다. 더불어 조용히 눈을 감고 근육을 이완시키는 시간을 갖는 것 역시 적극 추천한다. 현대인이 겪는 대부분의 두통은 스트레스와 긴장이 원인이므로, 몸의 긴장을 풀어주고 스트레스가 아닌 상태를 최대한 유지하는 것이야말로 일상을 침범한 두통을 몰아내는 데에 큰 도움이 될 수 있다.

한방에서 보는 1차성 두통의 또 다른 원인
'풍' '담' '화'

1차성 두통은 앞서 이야기한 대로 90%는 그 원인을 알 수 없습니다. 그러나 한방에서는 우리 몸이 '풍', '담', '화'라는 세 가지 상태에 놓이게 되면 1차성 두통이 일어나기도 한다고 봅니다. 풍, 담, 화는 다음과 같은 상태를 의미합니다.

- 풍: 어지럽고 바람이 싫으며 눈이 아픈 상태
- 담: 어지럽고 메스꺼우며 소화불량을 겪는 상태
- 화: 일명 화병, 열로 인해 가슴이 답답한 상태로 기나 혈이 허하거나 식울[●](食鬱)에 걸린 상태

● 식울: 울증(鬱證)의 하나로 기가 잘 통하지 못하여 체함으로써 생긴다. 명치끝에서 통증이 느껴지고 헛배가 부르며 식욕부진과 가슴쓰림, 신물과 트림 등의 증상이 나타난다.

05

답답한 속, 소화불량이
이제 습관성이 되어버렸어요

기능성 소화불량 · 위염 · 위궤양 · 체기 · 소화불량

Q ▶▶▶ 저는 50대 초반 여성입니다. 몇 달 전부터 가슴통증과 소화불량 증상이 함께 찾아왔습니다. 내시경 검사를 받아봤지만 위가 조금 늘어나 있을 뿐 다른 특이사항은 없다고 합니다. 병원에서는 신경성일 수도 있다고 하는데 신경성이면 정상이라는 검사 결과를 들었을 때 나아져야 하는 것 아닐까요? 제 증상은 전혀 나아진 것이 없습니다. 밥만 먹으면 소화가 안 되고 쿡쿡 찌르는 가슴통증과 답답함까지 전부 그대로입니다. 저는 보통 저녁 7시쯤 식사를 하고 12시에 잠자리에 드는데요. 일어나면 공복임에도 불구하고 소화가 안 된 느낌이 듭니다. 대체 어떻게 해야 할까요? 한방에서 제 문제의 해결법을 찾을 수 없을까요?

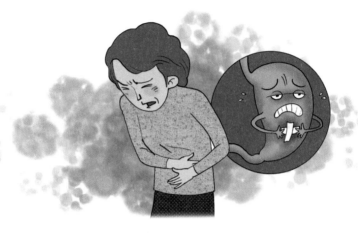

Q ▸▸▸ 저는 40대 초반의 여성입니다. 최근 소화불량으로 고생 중입니다. 식사를 매일 규칙적으로 하는 건 아니지만 세 끼 식사는 꼬박꼬박 챙깁니다. 공복인 상태로 오래 있다가 폭식을 하지도 않고요. 소화불량 증상은 주로 점심식사 혹은 저녁식사 후에 극히 심해집니다. 어느 정도인가 하면 식사를 마치고 10분 후에 먹은 걸 전부 토해낸 적이 있을 정도입니다. 심할 때는 날개 뼈 부위에서 통증이 느껴지며 식은땀이 흐르기도 합니다. 이전에는 마시는 소화제로 어느 정도 증상이 나아지고는 했는데 이제는 내성이 생겼는지 듣지를 않습니다. 식사량이 많은 것도 아니고 급하게 먹는 것도 아닌데 왜 체기와 소화불량이 계속되는 걸까요? 혹시 무슨 병이라도 걸린 걸까요? 한방에서 제 증상의 원인과 해결책을 찾을 수 있는지 궁금합니다.

▶▶▶ 소화불량은 현대인에게 지나칠 정도로 흔한 일상 질환이다. 소화불량은 소화기관의 기능이 약해져 소화장애 증세가 있는 상태를 일컫는데, 이는 기능성 소화불량과 위염이나 위궤양에 의한 소화불량으로 나뉜다. 매우 흔한 질환인 만큼 그 증상도 다양하여 음식물의 정체로 인한 더부룩함부터 트림, 구역감, 구토, 복통, 속쓰림, 어지럼증, 조기 포만감, 그리고 복부 팽만감까지 매우 각양각색으로 나타난다. 한의학에서는 이러한 몸 상태를 반위●라고 한다.

또한 소화불량은 급성과 만성으로 나뉘는데, 급성의 경우 명치부근의 상복부에서 급격한 통증이 발생하는 것을 말한다. 급성 소화불량은 급성으로 위점막에 생기는 염증이나 헬리코박터●, 진통제, 소염제, 아스피린, 그리고 흡연이나 정신적 스트레스로 인해 유발되는 경우가 많다.

반면에 만성 소화불량의 경우에는 위점막에 수개월에서 수년 동안 염증이 지속된 것으로, 속쓰림과 같은 통증이 유독 심하게 나타나며(특히 새벽에) 위장점막분비선의 변화와 위장 감각의 예민감, 식사 후 더부룩함, 빠른 포만감, 구역감, 구토, 입맛 잃음 등의 증상이 나타난다. 그러나 만성 소화불량은 그 증상이 심하지 않아 통증이 없는 경우도 있으므로 알아채기 어려울 때도 있다.

● 反胃: 음식을 먹으면 구역질이 심하게 나며 먹은 것을 토해내는 위병.
● 편모를 가지는 나선형 세균으로, 위 점막에 감염되어 여러 가지 위장 질환을 일으키는 세균.

많은 사람들이 '체했다'는 것과 '소화가 안 된다'는 것의 차이를 잘 모른다. 헷갈릴 수밖에 없는 것이 당연하다. 둘은 같은 범주에 속하기 때문이다. 하지만 조금만 자세히 들여다보면 둘은 다르다는 것을 알 수 있다. '체했다'는 것은 갑갑하고 순환이 안 되는 것으로 '막혔다'라고 말할 수 있으며, '소화가 안 된다'라는 것은 과식이나 빨리 먹음으로 인해 위의 기능이 떨어지게 되는 것을 의미한다. 그렇다면 소화불량의 원인은 무엇일까?

| 한방에서 보는 소화불량의 8가지 원인 |

한방에서는 소화불량의 원인을 크게 8가지 경우로부터 찾는다. 첫 번째는 음식을 규칙적으로 먹지 못하는 경우이며, 두 번째는 너무 냉한 생것이나 찬 것을 좋아하는 경우다. 세 번째는 비위가 차거나 허한 상태에 놓인 경우, 네 번째는 술과 담배를 많이 하는 경우다. 다섯 번째는 수술을 마친 경우나 오랜 지병으로 인해 어혈*이 정체되는 상태에 놓인 경우이고, 여섯 번째는 구토나 설사를 오래하여 위장진액이 솔솔(물이나 가루 따위가 틈이나 구멍으로 조금씩 새어나오는 모양)하는 상태에 놓인 경우, 일곱 번째는 스트레스나 신경과민과 같은 정신적인 영향에 의한 경우, 마지막 여덟 번째는 소화기능이 크게 떨어져

---

* 瘀血: 타박상 따위로 살 속에 피가 맺힘. 또는 그 피.

노폐물인 습담*이 발생한 노인의 경우다.

이처럼 소화불량은 매우 다양한 원인에 의해 발생하므로 증상을 유발하거나 악화시키는 음식이나 정서적인 요인, 그리고 환경적인 요인을 파악하여 치료가 이루어져야 한다. 원인을 보면 알겠지만 소화불량을 치료하는 데에 가장 핵심적인 부분은 식습관의 개선과 심리적으로 편안한 상태를 갖는 것이다.

그러나 이러한 교정으로도 증상의 개선이 없을 시 한방에서는 지압법을 쓰기도 하는데, 그 지압법이란 바로 합곡에 속하는 혈을 눌러주는 것이다. 합곡이란 수양명대장경(手陽明大腸經)에 속하는 혈(穴)을 의미하는데, 엄지손가락과 집게손가락 사이에서 약간 위쪽 손등 부위를 말한다. 이 부분을 눌러주면 소화불량 증상을 호전시키는 데에 도움이 된다.

앞서 이야기한 8가지 외에도 소화불량을 유발하는 원인 중 하나는 바로 타고난 체질이다. 사람은 모두 생김새가 다르듯, 그 체질 역시 다르게 태어나기에 어떤 것을 먹어도 소화가 잘되는 사람이 있는가 하면 습관적으로 잘 체하는 사람이 있기도 하다.

특히나 비위가 약하고 냉한 체질을 가진 사람일수록 소화력이 약하다. 비위가 약함은 기가 허약하고 스트레스에 약한 것을 뜻하며, 냉한은 몸이 쇠약하여 덥지 않아도 병적으로 나는 땀을 뜻한다. 이러

---

* 濕痰: 습기가 몸 안에 오래 머물러 있어서 생기는 담. 또는 습(濕)과 담(痰)을 아울러 이르는 말.

한 체질에 따라 특히 소화불량을 유발하게 되는 음식 중 하나가 바로 밀가루다. 비위의 소화 능력이 떨어진 사람이나 속이 찬 사람의 경우, 밀가루를 잘 소화시키지 못한다.

따라서 과하게 섭취할 시 소화불량이 유발되므로 주의해야 한다. 이뿐만 아니라 소화불량은 정신질환과 동반되는 것으로도 알려져 있는데 이는 우울증이나 불면증, 공황장애 등의 질환과 함께 소화불량을 겪는 사람들이 많기 때문이다. 이는 앞서 이야기한 스트레스나 정서적인 부분과 관련이 있는 것이므로 무조건 마음이 편안할 수 있는 식사와 환경을 만드는 것이 핵심적인 해결책이다.

| 소화불량을 치료하려면 |

현대인들은 소화불량을 흔하게 겪다 보니 다른 질환에 비해 유독 가볍게 여기는 경향을 보이곤 한다. 소화불량 증상이 나타나더라도 병원에 가기보다는 직접 약만 구입해 먹거나 민간요법을 쓰는 경우가 많은 것이다. 특히나 민간요법 중에서는 손을 따 피를 내는 방법을 주로 사용하는데, 이는 사혈요법(瀉血療法)이라 하여 막힌 것을 뚫는 것을 의미한다.

하지만 무턱대고 소화가 안 될 때마다 손을 따는 것은 소화불량의 제대로 된 해결책이 될 수 없으므로 이는 응급한 경우에만 행하기를 권한다. 소화불량에 놓인 사람들이 손을 따는 것보다 더 자주 찾는 방법은 바로 '마시는 소화제'다. 효과가 곧장 나타날 뿐만 아니라 부작용 역시 적다는 생각에 소화가 안 될 때마다 마시는 사람들이 많다. 그러나 마시는 소화제에 의존하게 되면 어느 순간부터 소화제를 먹지 않으면 소화가 되지 않는, 일명 '습관성 소화불량'으로 질환이 발전하게 된다.

그러니 마시는 소화제에 의존하기보다는 제때 알맞은 치료를 받는 것이 좋다. 탄산음료를 마시는 것 역시 마찬가지다. 소화가 안 될 때 탄산음료를 소화제처럼 마시는 사람들도 많은데, 탄산음료는 칼슘흡수를 방해하고 배출을 증가시키기에 일시적으로는 효과가 있을 수 있지만 습관적으로 마시다 보면 탄산음료를 마시는 것은 오히려 소화에 지장을 주는 요소가 된다. 그러므로 건강한 소화기를 유지하고 싶다면 탄산음료는 되도록 마시지 않는 것이 좋다.

탄산과 비슷하게 식후에 술을 마시면 소화가 잘 된다는 사람들도 많은데 이는 결론부터 얘기하자면 좋지 않은 방법이다. 술은 자주 마시게 되면 스스로도 모르는 사이 중독증, 즉 알코올의존증이라는 만성질환이 된다. 따라서 식사를 하며 1잔 정도의 반주 정도는 괜찮지만 그 이상의 양을 마시거나 지나치게 자주 마시는 것은 습관성 알코올의존증으로 중독이 될 수 있으므로 삼가는 것이 좋다. 또한 앞서 이야기한 밀가루처럼 체질적으로 소화력이 약한 사람들은 지나치게 맵거나 짠 음식과 카페인, 술 등은 피하기를 권한다. 그렇다면 한방에서는 소화불량을 어떻게 진단하고 또 치료할까?

한방에서는 맥진●(脈診)과 문진(問診), 그리고 적진(赤疹)을 통해 소화불량을 진단한다. 먼저 맥진이란 맥박의 성상(性狀)을 살피는 진단법으로, 한의학에서 맥은 보통 손목의 안쪽에서 엄지 쪽의 요골동맥을 촉진한다. 때로는 경동맥(頸動脈)이나 고동맥(股動脈)을 이용해 진찰하기도 한다. 맥진은 맥의 횟수와 리듬, 대소, 지속 등의 상태를 살핌으로써 심장기능이나 동맥의 성상을 파악하는 진단법이다. 문진은 양방과 한방 어느 쪽에서나 진찰에서 뺄 수 없는 과정으로, 의사의 관점으로 묻고 환자가 호소하는 자각증세를 듣는 한편 환자 가족의 병력을 조회하는 데에 목적을 두고 행해지는 진단법이다. 마지막 적진은 마진● 때 피부에 돋은 발진 색이 붉고 선명한 것을 말한다.

한방에서는 소화불량을 치료할 때 그 목적을 위장과 소장 자체를 튼튼하게 만들어 소화력을 강화하는 데에 둔다. 치료방법으로는 기본적으로 약물요법을 이용하지만 때로는 침을 사용하기도 하는데, 침치료에 거부감을 가진 환자들의 경우에는 약물치료만으로 효과를 볼 수 있게끔 치료를 행한다. 침치료의 경우 위장에 상응하는 혈자리 또는 위장 근처에 침을 놓는 것으로 치료가 이루어진다. 치료에 걸리는 시간은 보통 16주 정도면 가라앉지만 만성의 경우에는 1~3개월 가량 걸리기도 한다. 소화불량을 겪는 환자 중 임산부의 경우 태아에게 영향이 갈 것이 걱정되어 속이 불편해도 치료를 받지 않고는 한

● 脈診 : 맥박의 형상을 살피는 진찰법.
● 麻疹, 홍역: 마증(麻證), 사자(痧子)라고도 일컬음. 어린아이의 급성 발진성 전염병의 하나.

다. 한방에서 입덧(오저증)의 한약재 복용은 정확한 진단과 처방을 거친 후에만 행해져야 한다. 임산부를 위해서나 태아를 위해서나 신중하게 행해져야만 좋은 효과를 볼 수 있기 때문이다.

tip 소화불량을 물리치기 위한 6가지 식습관

소화불량은 생활병인만큼 식습관과 생활습관의 교정이 가장 필수적인 질환이라고 합니다. 그렇다면 과연 어떤 식습관을 가져야 소화불량을 예방하고 또 호전시킬 수 있을까요? 아래 6가지 식습관으로 소화불량을 물리쳐 봅시다!

❶ 기름지거나 자극적인 음식(맵고 짠 음식), 카페인 음료, 인스턴트 식품의 섭취를 제한한다.

❷ 식이섬유(위 내용물의 배출을 느리게 만든다)의 섭취를 제한한다.

❸ 과식, 야식, 즐겁지 않은 식사, 급한 식사를 피한다.

❹ 천천히 씹으면서 식사하는 습관을 들인다.

❺ 식사 후 약 20분 정도 산책하는 습관을 갖는다.

❻ 진피(귤껍질), 위정차(마, 백출●, 대추)로 우린 차를 마신다.

● 白朮: 삽주의 뿌리를 말린 약재

06

잦은 코피도
치료가 필요한가요?

비강질환 · 비염 · 어지러움 · 전신무력

Q ▸▸▸ 저는 30대 초반의 여성입니다. 약 한 달 전부터 잘 나지 않았던 코피가 너무 자주 나고 있습니다. 아직 미혼이라 출산 경험은 없고요. 체질은 좀 마르고 손발이 찬 편입니다. 코피가 자주 나는 게 어느 정도인가 하면 일주일 중 3일은 코피가 납니다. 한 번 터지면 흐르는 양도 많아 휴지 한 통을 다 쓸 정도이고요. 지혈도 빨리 되지 않아 적어도 15분은 꼼짝없이 앉아 있어야 합니다. 이비인후과를 찾아가 보았더니 비염 때문에 그럴 수 있다며 약을 처방해 주었습니다. 문제는 약을 받은 뒤 코피가 나는 횟수는 줄어들었지만 코피가 나는 현상 자체는 그대로라는 겁니다. 때때로 코에 손가락을 넣어보면 코피가 굳어 있기도 합니다. 이비인후과가 아니라 한방을 통해서 완전히 치료할 수 있는 방법은 없을까요?

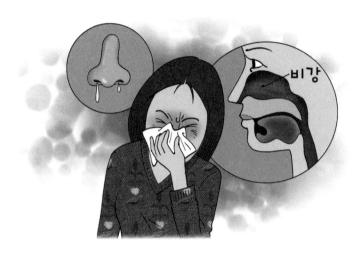

Q ▸▸▸ 저는 40대 초반의 남성입니다. 어릴 적에는 코피를 달고 살았습니다. 그래도 성인이 된 이후부터 봄, 여름, 가을까지는 그나마 괜찮은 편인데요. 겨울만 되면 어김없이 코피가 터집니다. 조금만 춥다 싶어도 코피가 터지고, 잠을 자던 중에도 코피가 터져서 곤란한 적이 한두 번이 아닙니다. 다행히 많은 양이 나오는 것은 아니고 또 지혈도 쉽게 되는 편이라 아직 병원을 찾아가 본 적은 없는데요. 문제는 이제 제 나이가 40대로 접어들었다는 것과 코피가 늘 오른쪽에서만 난다는 겁니다. 주변 사람들이 코에 이상이 있는 것일지도 모른다며 겁을 주네요. 저처럼 특정 계절에만 나는 코피도 치료가 필요한가요? 또 겨울만 되면 코피가 나는 이유, 오른쪽 코에서만 코피가 나는 원인은 뭔가요? 한방에서 설명이 가능한지 궁금합니다.

▸▸▸ 코피는 어린아이부터 노인까지 매우 흔하게 볼 수 있는 증상 중 하나이다. 왜 그럴까? 그건 바로 코의 혈관이 우리 몸 중에서도 유독 쉽게 터지는 부분이기 때문이다. 그러다 보니 코피는 일반적으로 몸이 피곤하기만 해도 쉽게 볼 수 있다. 그러나 쉽게 볼 수 있는 증상이라 하여 코피가 나는 것을 가볍게 여겨서는 안 된다. 코피가 터졌다는 것은 곧 몸이 "현재 당신의 몸에게는 아낌과 사랑이 필요합니다."라고 보내는 경고 신호와 같기 때문이다.

그렇다면 코피는 왜 터지는 걸까? 기본적으로 코피가 터지는 원리는 비강 내 점액의 감소다. 비강의 점액은 코 내에서 보호막과 같은 역할을 하는데, 피로하거나 영양이 부족해지면 이 점액이 감소되어 비점막이 건조해진다. 이는 곧 딱지와 균열을 유발하고 이 균열이 코피를 나게 만드는 것이다. 코피가 터지는 원리는 이렇게 단순하지만 코피가 발생하는 원인은 매우 다양하다.

| 코피가 나는 원인들 |

첫 번째 원인은 코 자체에 문제가 있는 경우다. 예를 들자면 물리적인 손상으로 혈관이 터지면 코피가 터지는 것이다. 비강에 생긴 종양(일명 비강 종양)이나 축농증과 같은 비강질환을 앓을 때, 비강에서 발생하는 동맥류•나 비중격만곡• 또는 비염으로 인해 좌우 콧길의 기압이 변화되거나 건조해진 비강 내부로 인해 코피가 터지게 된다. 비염이 있으면 코의 점막이 약해지므로 쉽게 붓게 되어 조그만 자극이나 압력에도 코피가 터진다.

두 번째는 기존에 갖고 있는 신체질환으로 인해 발생하는 경우다. 혈액응고 장애나 동맥경화증, 고혈압, 대상성 월경●, 그리고 물리적 외상에 의해 코피가 터지는 것이 여기에 속한다. 세 번째는 많은 사람들이 겪는 환절기다. 우리는 환절기가 되면 이유 모를 코피 터짐을 겪고는 하는데, 이는 환절기에 발생하게 되는 건조한 공기 탓이다. 따라서 이런 경우에는 알맞은 습도조절과 수분공급이 중요하다. 네 번째는 한방에서 말하는 몸 안의 열로 인해 발생하는 경우다.

쉽게 말해 몸 안의 열 때문에 발생한다고 보는 것인데, 이는 몸에서 과한 열이 나면 진액부족으로 코점막이 건조해지는 음허발열● 상태가 되기 때문이다. 음허발열 상태가 되면 코의 점액이 촉촉하지 못하게 되므로 코피가 터진다. 음허발열은 주로 활동량이 많고 마른 체형에게 나타나며 변비를 동반하고, 밤에 땀을 흘리는 증상이 나타난다. 또한 감기에 걸리면 편도가 평상시보다 크게 나타나기도 한다. 이런 경우 신장의 음기를 보충함으로써 몸 안의 진액을 다시 촉촉하게 만들어주어야 상태를 호전시킬 수 있다.

다섯 번째는 어른들에게서 볼 수 있는, 고혈압이나 간질환으로 인

● 動脈瘤: 동맥 안쪽의 압력으로 동맥의 일부가 팽창된 상태.
● 鼻中隔彎曲症: 비중격이 심하게 휘어진 상태.
● 代償性月經: 유전성 출혈성 모세혈관확장증(hereditary hemorrhagic telangiectasia: 병다발성으로 모세혈관이 확장하고, 약한 압력에 의해서도 그 부위에서 출혈이 일어나는 병)
● 陰虛發熱: 음이 허해서 생기는 열.

한 경우다. 고혈압의 경우 콧속의 모세혈관이 부풀어 두통항강●과 어지럼증, 그리고 코피 증상이 동반하며 간질환의 경우에는 간 경변증으로 인한 식도 하부에서의 정맥류 출혈이 코피를 터지게 하는 원인이 된다. 마지막 여섯 번째는 드라마에서 흔히 볼 수 있는 혈우병이나 백혈병과 같은 혈액질환이 원인인 경우다. 코의 점막은 혈관에 걸린 압력을 빼주기 위한 압력조절 밸브와 같다. 즉 머리에 혈이 몰리게 되어 뇌혈관이 터지는 것을 방지하기 위한 장치인 셈이다. 그러나 혈우병이나 백혈병에 걸리면 혈소판이 매우 부족한 상태가 되기에 지혈이 잘 되지 않고, 이러한 영향이 곧 심한 코피를 흘리게 되는 것처럼 보이게 되는 것이다.

이처럼 코피는 여러 가지 원인에 의해, 또 나이를 가리지 않고 흔하게 보이는 만큼 코피가 난다고 해서 사람들은 쉽게 병원을 찾지 않는다. 물론 코피가 난다고 하여 무조건 병원을 찾는 것이 옳다고 볼 수는 없다. 하지만 어린아이의 경우에는 코피가 목구멍으로 흘러 들어가 기도가 막힐 수도 있으므로 유의하는 것이 좋다. 또한 지나치게 코피를 많이 흘리면 어지러움과 전신무력 상태에 놓일 수 있으므로 수혈을 받아야 할 일이 생길 수도 있으니 주의해야 한다. 따라서 코피가 한 번 나는 것은 괜찮지만 반복적으로 난다면 이는 진료를 통해 어떤 원인에 의해 일어나는지를 알아보아야 하므로 주저 말고 병원을 찾아가길 권한다. 그렇다면 한방에서는 코피를 어떻게 치료할까?

● 頭痛項强: 머리가 아프고 목 뒤가 뻣뻣한 것을 말함.

| 코피는 근본 원인을 찾아 해결해야 한다 |

한방에서는 코피를 '혈분에 열이 있고 순환이 제대로 이루어지지 못해 어혈이 발생했다'고 본다. 혈에 열이 나는 것은 혈이 부족해서 상대적으로 뜨거워지는 경우가 많은데, 한방에서는 막힌 기혈의 순환을 잘 되게 해주고 혈을 보충, 제거해 주는 방법으로 치료를 한다. 치료 기간은 짧게는 2주에서 길게는 30일 정도이며, 단순히 코의 증상만을 완화시키는 것이 아니라 근본적인 원인을 해소시킴으로써 코의 기능을 전반적으로 증강시키는 데에 목적을 두고 행해진다. 하지만 대부분의 사람들이 코피가 터지면 병원을 찾아 알맞은 치료를 받기보다는 민간요법을 행하고는 한다. 특히나 고개부터 뒤로 젖히고 콧등을 누르는 민간요법이 많이 행해지는데 이는 가장 좋지 않은 지혈법이다. 코피가 목구멍으로 흘러 들어가 기도가 막혀 죽을 수 있기 때문이다. 따라서 간단한 방법으로 코피를 대처하는 알맞은 방법은 부드러운 압박이 가능한 솜뭉치에 바셀린을 발라 두 눈 사이에서 코피가 나는 쪽으로 냉찜질을 해주는 것이다. 여기서 중요한 건 서 있는 자세든 앉아 있는 자세든 정면을 보고 있어야 한다는 점이다. 앞서 이야기했다시피 뒤로 젖히는 것은 매우 위험하므로 삼가야 한다. 또한 잦은 코피 터짐을 방지하려면 겨울철에는 과격한 운동을 피하고 코를 후비는 것을 자제하며, 코를 세게 풀지 말고 충분한 영양과 습도를 챙겨주는 것이 좋다.

한쪽에서만 나는 코피, 그 이유는?

코피는 콧속의 모세혈관이 확장되어 부풀어 오르는 것으로 인해 터지게 된다고 합니다. 이는 혈관수축으로 인해 뇌로 피가 올라가는 것을 막기 위해서인데요. 질문의 남성처럼 때때로 코피가 한쪽에서만 나는 경우, 그 원인은 무엇일까요?

겨울에는 찬바람으로 인해 땀구멍이 막혀 땀으로 배출되지 못한 수분이 몸 안에 쌓이게 됩니다.

이때, 몸 밖으로 빠져나가지 못한 수분으로 인해 혈압이 높아지는 현상이 일어나는데요. 그렇게 뇌로 혈압이 몰리는 것을 막기 위해 콧속의 모세혈관이 부풀어 올라 코피가 터지게 되는 것이죠. 이 외에도 겨울철 건조함 때문에, 또 기압 차이 때문에 오른쪽 점막이 부어올라 코피가 되는 경우도 있다고 합니다.

아토피는 아이에게만
일어나는 질병이 아닌가요?

영아형, 유·소아형, 사춘기·성인형 · 노인형 아토피 · 가려움증 · 습진

Q ▸▸▸ 저는 20대 후반 남자입니다. 어릴 적부터 아토피가 있었고 밀가루 음식을 먹으면 더 심해지곤 했습니다. 연고를 바르면 잠시 괜찮아졌다가도 시간이 지나면 다시 가려움과 함께 아토피 증상이 올라옵니다. 무엇보다 제가 불편한 건 먹고 싶은 음식을 마음껏 먹을 수 없다는 것과 아토피 증상이 겨드랑이나 목 부분에서 두드러지게 나타난다는 것인데요. 얼마 전 주변 사람으로부터 한의원에서 아토피를 치료할 수 있다는 얘기를 들었습니다. 정말 한의원에서 아토피 치료가 가능한가요? 어떤 방식으로 이루어지나요?

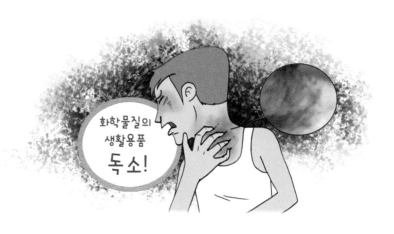

Q ▸▸▸ 저는 10살 아이를 둔 엄마입니다. 아이가 어릴 때부터 태열이 심했는데요. 아토피까지 같이 일어나 고생을 했습니다. 다행히 시간이 흐르면서 없어지나 보다 했는데 2년 전인 8살 즈음부터 다시 아토피 증상이 나타나기 시작했습니다. 아이가 목덜미 부분을 가려워하며 긁기에 보니 아토피가 재발한 것 같더라고요. 아이가 이전보다 성장해서인지 과거에 썼던 방법으로는 증상이 나아지질 않습니다. 아이가 너무 심하게 긁으니 걱정이 이만저만이 아닌데요. 한의원에서는 아이들 아토피를 어떻게 치료하나요? 또 도움이 될 만한 관리방법이 있을까요?

▶▶▶ 몇 년 전까지만 하더라도 아토피는 아이들에게만 일어나는 질병이며 취학기가 되면 저절로 낫게 된다는 것이 상식처럼 통했다. 하지만 환경의 영향으로 항원이 계속 증가하게 되면서 더 이상 아토피는 아이에게만 나타나는 질병이 아니라는 것이 증명되었다. 아토피성 체질을 가진 어린이에게 한 종류의 항원에 대한 억제항체가 생성되더라도, 새로운 항원에 대응할 수 없어 성인이 되어서도 아토피가 발생하게 되는 것이다.

쉽게 말해 이는 영아기에 아무런 증상이 나타나지 않았던 사람이라도 사춘기나 청장년기, 혹은 고령기에 접어든 뒤에 아토피 증상이 나타날 수 있다는 얘기다. 그리고 실제로, 현대에서 각기 다른 연령층의 사람들이 아토피 증상을 겪고 있는 것이 이를 뒷받침하고 있다.

아토피는 기본적으로 연령에 따라 영아형, 유·소아형, 사춘기·성인형, 그리고 노인형이라는 네 가지 종류로 나뉜다. 그렇다면 이 각각의 연령차에 따른 아토피 증상의 특징과 차이점은 무엇일까?

| 연령에 따른 아토피의 증상과 차이점 |

영아형 아토피(0~2세)의 경우다. 영아기에는 자극성 피부염 또는 벌레물림, 땀띠, 두드러기에 의한 습진과 같은 것들이 나타나며 이러한 증상들을 일명 '영아습진'이라 부른다. 그리고 아토피 역시 여기에 포함된다. 영아의 피부는 얇고 부드럽기에 자극에 대한 저항력이 약하다. 따라서 자극성 피부염에 잘 걸린다. 자극성 피부염이란 이름 그대로 피부에 가해진 자극으로 인해 생기는 질병을 말하는데, 예를 들면 양모셔츠를 입었더니 목 주위가 시뻘겋게 붓고 건드리기만 해도 가려운 증상이 나타나는 것이 이에 속한다.

영아들은 상황상 목 주위나 기저귀를 차고 있는 부위에 자극성 피부염이 잘 나타난다. 이렇게 일어난 자극성 피부염은 반복적으로 발생하면서 피부의 저항력을 약화시키고, 나아가 아토피를 일으키게 된다. 이 외에도 알레르기로 인해 피부 자극에 대한 저항력이 약화되어 아토피가 생기는 경우도 있다. 통계자료에 따르면 영아습진으로 불리는 질병의 80%는 아토피에 포함되어 있다고 한다.

영아기의 아토피는 눅눅하고 습기가 있는 것이 그 특징이다. 특히나 습기가 있어 불그스름한 돌기가 부풀어 올라 얼굴과 머리에 나타나곤 하는데, 일반적으로 일컬어지는 영아 지루성 습진이 바로 이것이다. 이 영아 지루성 습진은 머리, 코, 엉덩이, 가슴, 등, 모공, 그리고 유지방 분비가 왕성한 부위에서 많이 나타나며 대부분 노란색의 고름 모양을 하고 있다. 그리고 이러한 영아 지루성 습진이 대부분 아토피의 초기 증상에 속한다.

영아기의 아토피는 대부분 음식이 원인이다. 영아의 피부 성질과도 연관이 있을 수 있지만 대체적으로 영아의 피부는 부드럽고 매끈하면서도 모공 역시 작아 건성피부인지 유성피부인지조차 구분할 수 없는 경우가 대부분이다. 쉽게 말해 영아의 피부는 알레르겐, 즉 항원이 침입하기에는 어려운 루트라는 것이다. 따라서 이 시기에는 아토피의 원인을 음식이라고 본다. 특히나 유지방 분비가 많은 부위에서 습진이 나타나는 경우, 그 원인은 99% 음식에 있다고 볼 수 있다.

일반적으로 출생한 지 5~6개월 정도 된 영아들은 대부분 젖과 끓인 식품을 먹는다. 이때, 몸속에서 이종단백질*이 생기고, 나아가서 알레르기를 유발하는 원인인 IgE항체를 계속 만들어내게 된다. 하지만 이 시기에는 알레르기를 억제시키는 항체 IgG_4가 대량으로 만들어질 수 없기에 IgE만 증가하여 아토피가 쉽게 유발된다. 이처럼 영아기 아토피는 그 원인이 음식인 만큼 영아기에 먹을 수 있는 음식의 수량이 비교적 적으므로 원인을 찾는 것 역시 쉬운 편이다. 연구에 따르면 영아기에는 주로 계란과 우유, 그리고 콩이 3대 항원이라고 한다.

두 번째는 유소아형(3~12세) 아토피다. 3세 미만의 유아와 달리 3세 이상이 된 어린이는 면역력에서 훨씬 큰 차이를 보인다. 알레르기 반응을 억제시키는 억제항체인 IgG_4를 만들어내기 시작하기 때문이다. 이처럼 3세 이상인 어린이들은 음식에 대해서도 억제항체가 생성되기에, 몇 년 전만 하더라도 '아이들은 조금만 자라면 아토피가 저절로 낫는다.'라는 말이 상식처럼 여겨졌다. 그러나 아이들에게 음식에 대한 억제항체가 형성되었다 하여 방심해서는 안 된다. 이 시기부터는 외부에서 침투하는 각종 항원이 증가하기 때문이다.

● 異種蛋白質: 몸속에서 스스로 만들어진 단백질이 아니라 모유 및 기타 음식물 섭취를 통해 생긴 다른 단백질.

3세 이상이 되면 영아기에 나타나던 습진이 점차 건조한 상태로 전환된다. 몸과 모공이 건조하게 변하는 것이 유소아형 아토피의 두드러지는 특징인 것이다. 또한 이 시기에는 유지방이 부족한 건조한 피부가 옷의 마찰로 인해 자극을 받으면서, 보호작용을 가진 다른 피부 부위로 번져나가는 반응이 나타난다. 조금 쉽게 이야기하자면 영아기에는 지루 부위에만 나타나던 습진이 온몸으로 퍼지게 된다는 얘기다. 목 부위와 무릎 안쪽, 귀뿌리와 같은 부분에 유독 이러한 증상이 나타나며, 이 외에도 땀이 쉽게 흐르는 부위에 심한 상태로 증상이 나타나곤 한다. 이 증상들은 기후가 비교적 건조한 겨울이나 가을과 같은 환절기 때 특히 악화되는 경향이 있으므로 해당 계절에는 더욱 주의해야 한다.

　　유소아형 아토피를 겪는 시기에는 계란이나 우유로 인한 항원은 점차 줄어들고 대신 쌀이나 밀, 콩, 옥수수와 같은 주식류가 형성시킨 항원이 증가한다. 물론 이 시기는 몸이 스스로 이러한 식품들에 대한 억제항체를 만드는 시기이므로 크게 걱정할 것은 없다. 대신 주의해야 할 것은 먼지 성분이다. 먼지 진드기나 곰팡이균, 섬유쓰레기, 꽃가루 등이 피부나 호흡기를 통해 몸속으로 들어와 문제를 일으키므로 환경적인 원인으로 인한 항원이 많아지게 되니 주의하자.

　　세 번째는 사춘기·성인형(13~50세) 아토피다. 앞서 이야기했듯, 과거에는 아토피가 8세~10세 무렵이 되면 자연스럽게 치유된다고 여겼다. 유아기를 지난 이후에도 아토피 증상이 나타나는 경우는 불과 10~20% 정도였기 때문이다. 하지만 현대로 오면서 아토피 역시 고령화로 전환되었다. 유아기에 아토피를 앓았던 사람 중 절반 이상 이 사춘기나 성년기에 아토피가 재발하고 있는 것이 현실이다.

사춘기·성인형 아토피의 경우, 그 증상은 유·소아형과 비슷하지 만 그 강도가 훨씬 세다. 일반적인 증상으로는 건조한 습진이 신체 각 부위에서 발생하며, 심할 때는 온몸으로 번지기도 한다. 사춘기 및 성인형 아토피가 갖고 있는 가장 큰 문제는, 시간을 두고 오랫동 안 계속 재발한다는 점이다. 아토피 증상이 장기화되면 우리 피부는 코끼리 가죽처럼 건조하고 거칠어지고, 이에 따라 피부를 보호하는 면역력 역시 극도로 저하된다. 그리고 결국 이는 항원이 몸속에 쉽게 침입할 수 있게 만드는 원인으로 작용한다. 또한 이 시기에는 쌀이나 밀과 같은 주식류가 항원이 될 수 있지만 총체적으로 본다면 음식보 다는 먼지진드기나 곰팡이균, 그리고 꽃가루균과 같은 환경 항원들 이 문제가 된다.

마지막으로 이야기해 볼 것은 노인형(50세 이상) 아토피다. 많은 사람들이 노인은 아토피에 걸리지 않는다고 말하며, 그것이 사실이 라고 생각한다. 물론 노인의 아토피 질환 발병률은 영아에 비하면 적 은 것이 맞다. 하지만 따로 놓고 보면 결코 낮은 수준이라고 말하긴 힘들다.

노인이 아토피에 걸리지 않는다고 오해하게 되는 주요 원인은 검 사과정에서 IgE가 발견되지 않기 때문인데, 이것만 가지고 아토피가 발생하지 않았다고 단정하는 것은 경솔한 판단이다. 노령화가 되면 항체를 만들어내는 능력이 쇠퇴되어 IgE를 극소량 밖에는 만들어 낼 수 없기 때문이다. 이는 곧 검사로는 아토피라는 것을 알아낼 수 없더라도 가려움증이나 습진, 그리고 아토피와 같은 증상이 나타날 수 있다는 것을 의미한다. 따라서 이런 경우에는 가장 민감한 피부에 검사를 진행해야만 항원을 검출해낼 수 있다.

노인형 아토피는 피부 표면에는 아무런 증상이 없어 보여도 심하게 가렵다는 것이 그 특징이다. 가려움이 느껴져 손으로 긁게 되면 습진이 생기는데 이런 증상 중 대부분이 아토피에 속한다. 노령화가 되면 호르몬 분비량이 점차 감소하고 피지의 분비도 날로 줄어들게 된다. 이때 아토피는 아니더라도 건조형 피부 증상이 나타나며 모공 역시 굉장히 건조하고 거칠어진다. 이렇듯 건조형 습진에 속하는 노인형 아토피는 손과 발에 습진이 생기는 형태로 가장 많이 나타나는데, 그 이유는 노인이 되면 혈액순환이 순조롭지 못한 데다가 말초순환 역시 제대로 이루어지지 못하기 때문이다. 또한 이런 증상들은 악성질환에 의한 2차적 증상일 수 있으므로, 50세 이상의 성인에게 건조형 습진 증상이 나타난다면 반드시 병원을 찾아가 그 원인을 정확하게 파악해 보아야 한다.

노인형 아토피의 주된 항원은 먼지와 먼지진드기이지만 식품에 의해 유발되는 알레르기 과민 현상 역시 증가하는 추세이다. 노인형의 경우, 영아기 때와는 달리 계란에서 유발된 알레르기 과민은 겨우 1~2%에 지나지 않으며 절대 다수가 조미료에 의해 생긴다. 고령화가 되면 소화기능이 쇠퇴하기 때문에 음식으로 인한 알레르기 과민 현상이 증가하게 되는 셈이다.

| 일반인들이 할 수 있는 아토피 관리법 |

아토피가 고령화되면서 아토피 관리 역시 더는 좌시할 수 없는 일이 되었다. 그렇다면 아토피 관리법에는 어떤 것이 있을까? 가장 먼저 아토피 관리법과 관련해서 이야기해 볼 만한 것은 바로 바람(風)이다.

한의학에서 바람은 우리 기후와 연관된 육기(六氣)라는 개념 중 봄에 해당하는 기운을 말한다. 봄이 되면 바람이 불고, 그 바람으로 인한 병 역시 많이 발생한다. 아토피성 피부염이 봄철에 특히 높은 발병률을 보이는 것도 여기에 있다. 봄철 바람이 피부의 습기를 날려 건조한 상태가 되기 때문이다. 노인들의 경우 이 시기에 특히나 보습이 중요하다. 습기를 피부가 간직할 수 있도록 해주어야 하므로 전용 보습제나 아로마오일과 같은 보습력 좋은 보조제로 피부를 관리해주어야 아토피로 인한 피해를 최소화할 수 있다.

두 번째로 이야기해 볼 아토피 관리법은 집 안 환경 조성이다. 겨울이나 환절기에는 감기를 조심하기 위해 방 안을 후끈하게 유지하는 집이 많다. 그러나 아토피성 피부염을 가진 아이들이 사는 집이라면 이는 아이들의 피부에 있어 좋은 방법이 아니다. 감기가 걱정된다면 냉기만 없을 수준으로 온도를 유지하고 옷을 얇게 여러 겹 입히는 것이 아토피와 감기, 두 가지 걱정거리를 다 잡을 수 있는 이상적인 방법이다. 또한 집 안 환기와 청소를 주기적으로 해줌으로써 청결한 실내를 유지하고, 먼지나 진드기가 살지 못하도록 침구류의 세탁과 소독에도 신경을 써주어야 한다.

집 안에서 신경 써야 할 것은 여기서 끝나지 않는다. 수돗물의 경우, 염소 성분이 피부를 자극한다는 것은 누구나 아는 상식이다. 따라서 연수기나 정수기를 이용해 부드러운 물로 만들어 사용하는 것이 좋으며, 염소성분이 많이 함유되어 있는 수영장이나 대중목욕탕은 피하는 것이 좋다. 마지막으로 흡연 역시 집 안에서 없애야 한다. 아토피성 피부염을 가진 아이가 있는데 집 안에 흡연자가 있다면, 즉각 아이를 위해 금연을 강행하길 바란다. 담배연기는 건조한 피부를 더 건조하게 만드는 독과 같기 때문이다. 그러니 담배를 피는 사람을 위해서나 담배 연기에 영향을 받는 사람을 위해서나 굳게 마음을 먹고 끊기를 권한다.

마지막 관리법은 먹는 것이다. 건강한 피부와 몸을 만드는 음식의 선택에서 가장 중요한 것은 인스턴트 음식의 배제다. 아토피성 피부염은 면역력을 올려주어야만 낫는 병이다. 그러므로 각종 방부제와 인공 감미료가 잔뜩 들어간 인스턴트식품은 오히려 면역력을 저하시키기에 아토피 증상을 더 악화시키는 독약이 된다. 그리고 이는 밀가루 음식 역시 마찬가지다.

혹시 《동의보감》에서는 밀가루를 좋은 약이라고 이야기하고 있다는 것을 아는가? 《동의보감》에서는 밀가루를 '오장을 조화롭게 하고 기운을 북돋우며 소화기계통을 튼튼하게 해준다.'라고 말하며 보약 같은 곡식으로 보고 있다. 중요한 것은 이다음 대목이다. '묵은 밀가루는 열독과 풍을 일으킨다.'라고 덧붙여져 있는데, 이 묵은 밀가루가 바로 우리가 먹고 있는 밀가루인 것이다. 현대인들이 먹는 밀가루는 《동의보감》이 적힌 시절과 달리 오랜 시간의 유통과정을 거쳐 오게 된 묵은 밀가루들이다. 그러니 만약 밀가루 음식을 먹는다면 통밀이나 우리밀로 된 음식을 먹도록 하자.

반면에 우리 고유의 음식인 된장이나 김치 같은 발효식품들은 레시틴과 유산균 등의 이로운 물질을 갖고 있으므로 독과 공해에 찌든 몸을 해독시켜 주는 역할을 한다. 따라서 된장과 김치를 잘 먹으면 세포재생능력이 높아지고, 장내 청소와 변비 역시 효과를 볼 수 있으며, 위의 장벽을 보호하여 점막에 알레르기 물질이 달라붙지 않는 효과를 볼 수 있다.

음식에 대한 일반인들의 오해를 한 가지 덧붙여 보자면 알레르기를 일으키는 음식(계란, 콩, 우유 등)을 먹지 않으면 아토피가 나을 수 있지 않느냐는 생각이다. 그러나 이는 잘못된 생각이다. 감기약으로 열을 내리고 기침을 멈추게 할 수는 있어도 감기 자체를 낫게 할 수는 없는 것처럼, 특정 음식을 끊는 것은 일시적으로 아토피 증상을 억누르는 것은 가능할지 모르나 근본적인 해결책이 되지는 못한다.

오히려 영양밸런스가 무너져 더 큰 문제가 생길 수 있다. 따라서 몸을 건강하게 만들어 어떤 음식을 먹어도 문제 생기지 않게끔 저항력을 높여주는 것이 올바른 알레르기 대처법이자 관리법이라고 할 수 있다.

tip 아토피는 환경병일까?

유아, 소아를 둘러싸고 있는 환경이 날이 갈수록 더 악화되어 가는 것이 오늘날의 현실입니다. 성인 역시 불규칙한 수면시간과 생체리듬, 인스턴트식품, 염소라는 소독약이 함유된 물의 섭취 등 이미 오염된 몸으로 살아간다 해도 과언이 아닙니다. 즉, 몸의 기능을 정상적으로 성장시켜 갈 수 있는 환경이 아니라는 것이죠.

이처럼 환경적인 요인들을 본다면 아토피성 피부염은 피부의 만성염증이라고 보기보다는 현대인의 몸 자체의 방어기능이 보내는 경고가 아닐까 하는 생각이 듭니다. 어쩌면 우리 아이들을 비롯한 현대인들이 앓고 있는 아토피성 피부염들은 맑은 공기와 물, 그리고 신선한 음식을 섭취할 수 있는 환경이 다시 조성된다면 저절로 사라질지도 모르겠습니다.

시도 때도 없는 어지럼증,
무슨 병에 걸린 건가요?

귀이상 · 이석증 · 뇌이상 · 뇌졸중 · 암 · 우울증 · 강박증

Q ▶▶▶ 저는 30대 초반의 여성입니다. 아직 출산 경험은 없으며 임신 중도 아닌데 심한 어지럼증으로 고통받고 있습니다. 앉아 있다가 일어날 때, 또는 누워 있다가 일어날 때 짧게는 1~2초에서 길게는 5~10초 정도 눈앞이 까매지면서 어지럼증이 일고는 합니다. 한번은 일어나다 어지러움이 찾아와서 비틀거리며 소파에 쓰러진 적도 있습니다. 어릴 적부터 몸이 약해 생리중일 때는 어지러움을 잘 느끼곤 했지만 요즘은 생리 기간이 아니어도 잦은 어지럼증에 시달리니 걱정이 됩니다. 단순한 빈혈인 걸까요? 아니면 몸에 다른 문제가 있는 걸까요? 한방을 통해 증상을 호전시킬 수 있는 방법이 있을까요?

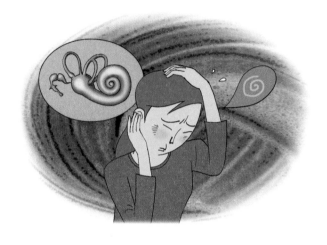

Q ▸▸▸ 고등학교 1학년인 딸이 자주 어지럼증을 호소해 걱정입니다. 아침에 침대에서 일어나면 어지럼증 때문에 멍하게 잠시 앉아 있다가 씻으러 갑니다. 얘기를 들어보니 멍하고 어지러운 상태가 때로는 오전 내내 지속되기도 한다고 합니다. 그래도 오후가 되면 아무렇지 않다고 해서 저는 단순히 잠이 덜 깨 그런 것일 거라 생각했습니다. 문제는 아이가 속이 좋지 않을 때도 어지럽다는 말을 한다는 것입니다. 어릴 때부터 아이가 위장이 좋지 않았는데요. 당시에는 어지럼증은 없었기에 더욱 걱정이 됩니다. 조금만 속이 좋지 않거나 컨디션이 나쁘면 어지럽다며 밥을 먹지 않습니다. 아이가 너무 자주 이런 증상을 호소하니 부모로서 너무 걱정이 됩니다. 단순히 스트레스 때문일까요? 아니면 병원을 찾아가 봐야 하는 것일까요?

▸▸▸ 일상 속에서 어지럼증을 호소하는 환자들이 몇 년 전부터 급격하게 증가하고 있다. 증상의 격차와는 별개로 한 번 겪으면 쉬이 떨어지지 않는 어지럼증, 한의학에서는 이 어지럼증을 어떻게 볼까? 한의학에 현기증은 현훈(眩暈)이라 하여 현(眩)은 컴컴하거나 일어날 때 아찔하다는 뜻으로 간(肝)에 속하며, 훈(暈)은 어지럽거나 빙빙 돈다는 뜻으로 신(腎)에 속한다.

---

1. 상허(上虛) 간허(肝虛) → 風暈熱暈

상허: 상체가 허약해진 증세.

간허: 간의 기혈(氣血)이 부족하여 생긴 병. 머리가 어지럽고 아프며 시력 장애나 청력 장애가 온다.

2. 중허(中虛) 비허(脾虛) → 痰暈濕暈

중허: 유중풍(類中風)의 하나. 몸이 허약한 사람이 갑자기 정신을 잃고 넘어지며 얼굴이 창백하여지고 숨결이 약해지며 말을 제대로 하지 못한다.

비허: 지라의 기능이 허약하여 소화가 잘 되지 아니하고 식욕이 없어지며 몸이 야위는 병.

3. 하허(下虛) 신허(腎虛) → 氣暈虛暈

하허: 몸 아랫도리 또는 하초(下焦)의 원기가 허약해진 증세.

신허: 하초(下焦)가 허약한 병. 과로나 지나친 성생활, 만성병으로 인하여 생기며 식은땀이 나거나 허리가 시큰거리고 유정(遺精), 발

기 불능(勃起不能)의 증상이 있다.

어지럼증은 크게 2가지로 나뉜다. 생리적 어지럼증과 병적 어지럼증이다. 먼저 생리적 어지럼증의 경우 '못 먹어서', '안 먹어서', '입맛을 잃어서', '과로나 스트레스 때문에'와 같은 경우에 일어난다. 이는 시각을 통한 과도한 자극으로 공간 감각을 평소처럼 인지할 수 없어 발생하는, '정상적 어지럼증'이다. 따라서 피곤함이나 멀미, 생리, 영양실조, 과로, 스트레스 누적, 술, 담배, 과도한 염분 축적 등에 의해 일시적으로 나타났다가 사라질 수 있다. 그러나 이를 별다른 치료가 필요치 않다고 여기거나 몸에 문제가 있어서 일어나는 게 아니라고 생각하며 넘어가는 것은 오산이다. 생리적 어지럼증은 앞서 이야기했듯 다양한 원인으로 인해 발생하기에 몸이 보내는 위험신호라고 보는 것이 옳다. 즉 생리적 어지럼증을 오랫동안 방치하면 병적 어지럼증으로 발전할 수 있다는 점이다. 이는 곧 귀의 이상이나 뇌졸중, 그리고 암이 될 수 있다는 얘기이므로 생리적 어지럼증이 자주 발생한다면 꼭 치료를 위한 행동에 나서기를 권한다. 병적 어지럼증의 경우, 평형감각기관에 이상이 생겨 과도한 자극이 발생하거나 신경계의 기능이 제대로 작동하지 못할 때 발생한다. 기관들에 이상이 생김으로써 불안증이 일고, 이로 인해 공간 감각에 대한 불안전한 처리로 어지럼증이 발생하게 되는 셈이다. 이러한 병적 어지럼증을 겪는 사람 중 다수가 이를 빈혈이라고 간과하거나 임의로 약을 복용하고는 하는데, 원인을 제대로 파악하지 않고 약을 복용하면 위험하므로 주의해야 한다.

| 어지럼증의 가장 큰 원인은 이석증이다 |

'어지럼증은 열에 여덟이 귀 때문이다.'라는 말이 있을 정도로 어지럼증을 일으키는 실제 원인 중 70~80%는 귀의 이상, '이석증'이다. 어지럼증의 주원인인 이석증(귓속에 결석이 존재하는 상태)은 남성보다는 여성이 3배 정도 많으며, 특히나 중년 이후의 여성에게 많이 나타난다. 또한 골다공증이나 전정기관 신경염, 두통을 앓는 사람에게도 발병률이 높다. 이석증이 어지럼증의 원인인 경우, 떨어진 이석 조각들이 머리를 움직일 때마다 귀 안의 세반고리관을 돌아다님으로써 어지럼증을 유발한다. 그러다 보니 몸을 움직일 때 어지럼증이 더욱 심해진다. 마찬가지로 고개를 뒤로 젖히거나 숙일 때, 또 누울 때나 누워서 고개를 돌릴 때 등 머리의 움직임에 따라서도 심한 어지럼증을 겪게 된다. 이처럼 귀로 인한 어지럼증이 80% 정도이지만 많은 사람들이 어지럼증의 원인을 빈혈로 생각하고는 한다. 물론 이는 틀린 추측은 아니다. 잘 먹지 않거나 소화 흡수가 잘 되지 않아서, 비위가 허약하거나 심한 다이어트로 인해 영양실조로 인한 어지럼증이 일어나는 경우도 적지 않기 때문이다. 따라서 평소에는 괜찮다가 갑자기 어지럼증을 느끼는 사람이라면 이런 경우에는 기혈의 부족이나 영양의 부족으로 인한 일시적인 생리적 어지럼증이라고 보아도 무방하다. 문제는 뇌졸중과 같은 뇌의 이상이 어지럼증을 유발하는 경우가 있다는 사실이다. 특히나 나이가 많은 노인의 경우, 어지럼증이 뇌수종 수막염°이나 뇌출혈, 뇌경색과 같은 뇌졸중의 예고라고 볼 수 있기에 매우 주의해야 한다. 노인의 경우에는 노쇠하여 이러한 증상이 올 수 있으므로 두부, 우유, 두유 등 부드러운 단백질을 많이 섭취해 주는 것이 병을 예방하는 데에 도움이 된다.

　어지럼증은 우울증과 같은 증상과 같이 오기도 하는데 한방에서는 이를 '신양허증(腎陽虛證)'이라 한다. 신양허증은 요슬냉통°, 오경설사°, 현훈이명°, 양위불거°, 성욕감퇴, 궁한불임° 등의 증상이 나타난다. 특히 새벽에 설사를 하거나 찬 것이나 밀가루를 먹으면 설사를 하고, 대변에 소화가 되지 않은 음식 찌꺼기가 보이면 이는 신양허로 인한 설사라고 볼 수 있다. 신양허증에 걸린 사람은 밀가루, 기름진 음식, 스트레스와 극심한 피로 등을 조심해야 하며 따뜻한 음식과 발효음식을 섭취하는 것이 좋다.

　어지럼증과 강박증이 같이 오는 경우도 있다. 이런 경우 어지럼

- 뇌수종: 물뇌증의 전 용어. 수막염: 수막의 염증.
- 腰膝冷痛: 허리와 무릎에 냉감 있는 통증이 있는 것.
- 五更泄瀉: 오경쯤 설사를 하는 것.
- 眩暈耳鳴: 현훈에 이명을 수반하는 증상.
- 陽痿不擧: 아직 쇠약해질 나이가 되지 않았는데도 음경이 발기되지 않거나 발기되더라도 단단하지 않은 것.
- 宮寒不妊: 불임증의 하나.

증은 수액대사기능의 상실과 담, 스트레스 누적, 그리고 감정조절의 부조화로 담화, 노화가 진행되어 신체기능이 저하되는 것에서 그 원인을 찾으며, 강박증은 심리적인 요인에서 그 원인을 찾는다. 즉 불안으로 인한 심리적, 정신적인 스트레스가 원인이 되어 메니에르(달팽이관의 림프액 압력이 높아지는 것)를 유발하게 되는 것이다. 또한 어지럼증과 불안감, 가슴 두근거림이 함께 오는 경우도 있다. 이를 한방에서는 심비양허증(心脾兩虛證)이라 하여 심장과 비장에 양의 기운이 부족한 상태로 보는데, 이 심비양허증은 어지럼증과 불안함, 그리고 두근거림이 함께 와서 잠을 이루지 못하는 경우를 말한다. 심비양허증은 심장과 비장을 보하여 주는 치료를 하는데, 이때 중요한 것은 개개인의 체질에 맞게 치료가 이루어져야 한다는 점이다. 이 외에도 한방에는 담울담요증(膽鬱痰擾證)에 의해서도 어지럼증이 나타날 수 있다고 본다. 담울담요증이란 담기(膽氣)가 울체되어 담(痰)이 생겨 담(膽)의 기능을 어지럽히는 것으로, 담의 기운이 막힘으로 인해 늘 불안정하고 짜증을 내는 심리 상태에 놓이게 되는 것을 말한다. 신경적으로 늘 불안한 상태에 놓이게 되므로 체질에 따라 담울증을 풀어주어야 상태가 호전될 수 있다. 이렇듯 어지럼증은 그 정도는 물론이고 함께 동반되는 증상에 따라서도 원인이 각각 다르다. 그러다 보니 환자들의 입장에서는 구분하기가 쉽지 않다. 따라서 함부로 자신의 어지럼증을 진단하는 것은 금물이다. 잘못된 판단이 병을 더 키울 수 있으므로 어지럼증이 생기면 주저하지 말고 병원을 찾아가 전문적인 진단을 받아보고, 그 원인을 찾아 치료해야 한다. 그렇다면 한방에서 어지럼증을 치료하는 방법에는 무엇이 있을까?

| 어지럼증을 치료하려면 |

한방에서는 크게 간양상항(肝陽上亢), 기혈휴허(氣血虧虛), 신정부족
(腎精不足), 습담교저(濕痰交阻)의 4가지로 어지럼증을 구분하여 치료
한다.

먼저 간양상항의 경우, 정서적으로 억울함이나 분노가 오랜 기간
지속되면서, 속에 열이 많아짐으로써 간장의 음기가 손상되어 간의
양기가 머리 쪽으로 상승한 상태를 말한다. 간의 양기가 위로 올라가
는 것이 지나쳐 생기는 증상이다. 그러므로 한방에서는 간에 음을 보
하는 처방을 내림으로써 치료를 한다. 또한 열이 위로 치밀어 생기는
열훈(熱暈)은 시원한 곳에 있으면 그 열을 조금이나마 식힐 수 있다.
침이나 약물치료 역시 병행하여 처방하는데, 건미차●를 함께 마시면
좋다. 또한 은행잎이나 고단백 저탄수 식단 역시 상태를 호전시키는
데 도움이 된다. 두 번째 기혈휴허는 소화기관이 약해 뇌가 영양분을
공급받지 못하는 상태를 말한다.

즉 영양 섭취가 제대로 이루어지지 못함으로써 기혈이 정상적으

● 하수오(쌍떡잎식물 마디풀목 마디풀과의 덩굴성 여러해살이풀), 하고초(꿀풀과에 속한 다년
생초본인 꿀풀의 지상부 전초), 산사(장미과의 산사나무 및 동속식물의 익은 열매를 말린 약
재), 택사(외떡잎식물 소생식물목 택사과의 여러해살이풀), 결명자(콩과에 속하는 일년생 초
본식물인 결명차의 종자), 무씨를 각각 10g씩.

로 생성되지 않아 부족해지는 상태이다. 혹은 심한 출혈로 인해 기혈이 소모되었을 때도 기혈휴허 상태에 놓이기도 한다. 이때 환자는 두근거림과 불면을 겪으며, 정신이 멍하고 식욕이 없다. 기혈휴허는 보비익기*, 기혈쌍보*, 보중익기탕*, 그리고 십전대보탕*으로 치료가 이루어진다. 세 번째 신정부족은 신장에 정기가 부족하여 골수가 생성되지 않고 뇌에 척수액이 부족한 상태를 말한다. 이 상태에 놓이게 되면 귀에서는 이상한 소리가 나고 정신이 흐릿하며, 기억력이 감퇴하고 잠을 잘 때 땀을 과하게 많이 흘리는 수면장애 증상을 겪게 된다. 마지막 습담교저는 고지방이나 고열량식을 과하게 섭취하게 되면 비위의 기운이 탁하고 이상하게 되면서 습한 기운이 몸에 쌓여 담이 생기는 것을 말한다. 습담교저에 놓이게 되면 맑은 양기가 머리 위로 올라가지 못하고 탁한 음기가 머리에 머물러 있게 되고, 이로 인해 가슴과 명치 부근이 갑갑하면서도 메스껍고 구역질이 나 식욕을 잃게 된다. 중요한 것은 이 모든 치료의 핵심이 바로 뇌라는 것이다. 뇌는 산소와 단백질을 지속적으로 공급해 주어야 제 기능을 할 수 있다. 따라서 오장육부의 조화로 뇌기능이 제 역할을 할 수 있도록 만들어주는 것이 한방에서 치료하는 관점의 핵심이다.

● 補脾益氣: 지라를 튼튼하게 하여 기허증을 치료하는 것.
● 氣血雙補: 혈이 모두 허(虛)한 증상에 보기약(補氣藥)과 보혈약(補血藥)을 병용하여 치료하는 보법(補法).
● 補中益氣湯: 비위와 관련된 질환 및 기가 허한 증상 등에 폭넓게 활용.
● 十全大補湯: 몸을 보양하는 한의학상 처방.

어지럼증에 도움이 되는 음식과 한방차, 운동법

어지럼증은 그야말로 우리의 일상 속에서 몸과 마음을 둘 다 괴롭히는 증상이라고 할 수 있습니다. 그렇다면 마찬가지로 일상 속에서 어지럼증을 예방하고 또 호전시킬 수 있는 음식과 차, 그리고 운동법에는 무엇이 있는지 한번 알아볼까요?

① 음식

- 미역, 다시마 등의 해조류(김, 파래)
- 전복(단백질과 미네랄이 풍부해 고혈압, 현기증, 귀 울림, 백내장 등에 도움이 된다)
- 검은콩(혈액순환이 잘 되게 해주고 피를 맑게 해준다)
- 수박(여름철에 비타민 및 수분 보충)
- 계란, 치즈, 닭가슴살 등의 단백질

② 한방차

- 구기자차: 간양상항●일 때, 또는 간열●일 때
- 천마차: 경련성 어지럼증을 겪을 때
- 감국차(국화차): 머리가 맑지 못할 때

● 肝陽上亢: 신수(腎水)가 부족하여 간목(肝木)을 자양하지 못하거나 또는 간음(肝陰)이 부족하여 발생되는 병증.
● 肝熱: 사지(四肢)가 힘없이 늘어지고 대소변이 잘 나오지 않으며 근육 경련이 자주 일어나는 상태.

- 오미자차, 천궁당귀차(당귀, 천궁, 작약, 대추): 혈액순환, 보혈, 조혈 작용

③ 운동법
- 눈을 위, 아래, 양옆으로 천천히 번갈아 보기 → 팔을 뻗은 상태에서 손가락을 보며 20회
- 앉은 자세에서 어깨 으쓱거려주기 20회
- 눈을 뜬 채로 앉았다 일어났다 20회 → 어지럼증이 나아졌다면 눈을 감고 앉았다 일어났다 20회
- 그 외 유산소 운동

위염에 대해
상세히 알려주세요 ①

헬리코박터균 · 자가면역질환 · 급성위염 · 만성위염 · 신경성위염 · 장상피화생

Q ▶▶▶ 저는 60세 여성입니다. 한 달 전부터 부쩍 입맛이 없어지더니 최근에는 조금만 음식을 먹어도 소화가 되지 않고 늘 더부룩함을 느낍니다. 한 달 사이 체중은 2kg 정도 줄었고요. 이러면 안될 것 같아 억지로 밥을 먹으면 결국 체하고 소화제를 찾게 됩니다. 한 번은 급체에 걸려 식은땀이 나고 숨쉬기조차 힘들어져 응급실을 찾아간 적도 있습니다. 왜 갑자기 입맛이 없어지고 소화가 안 되기 시작한 걸까요? 혹시 모를 결과가 두려워 아직 내시경을 해보지는 않았는데요. 한방에서 제 증상의 원인이나 치료법을 알 수 있는 방법은 없을까요?

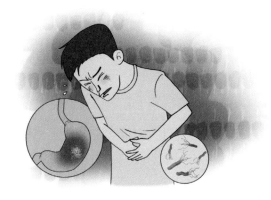

Q ▸▸▸ 저희 남편은 40대 중반으로 개인사업을 하고 있습니다. 가게에서 손님들을 상대하다 보니 스트레스에 자주 시달리곤 하는데요. 그럴 때마다 밥을 잘 먹지 못하고 속이 쓰리다며 힘들어합니다. 약국에서 파는 제산제를 먹으며 해결하고 있지만 이런 증상과 생활이 5년이나 지속되고 있으니 걱정이 됩니다. 직장인들처럼 매년 건강검진으로 몸 상태를 체크할 수 있는 것도 아닌데……. 남편은 병원에는 가지 않고 제산제만 찾습니다. 이러다 정말 큰 병이 생기진 않을까 하는 생각에 겁이 납니다. 남편은 보나마나 신경성 위염일 거라고 말하곤 하는데요. 남편의 말대로 스트레스를 받는 상황에서만 느껴지는 위 통증과 속쓰림은 신경성이 맞나요? 남편이 병원을 기피하니 한방을 통해 그 원인이나 치료법을 찾을 수는 없을지 궁금합니다.

▸▸▸ 우리나라의 위암 발생률은 세계에서 1, 2위를 다툴 정도로 높다. 하지만 아이러니하게도 높은 발병률과는 달리 많은 사람들이 위염과 소화불량을 제대로 구분할 줄 모른다. 아마도 둘이 겉으로 나타나는 증상이 비슷하기 때문이리라. 본론으로 들어가기 전에 먼저 간단하게 정리를 하자면 위염은 기질적인 장애 또는 위염이나 궤양이 생긴 상태를 말하며, 소화불량은 소화기관의 기능이 약해져 소화장애 증세가 있는 상태를 말한다. 그렇다면 한방에서는 위염을 어떻게 정의하고 있을까?

한의학적으로 위염은 식적●, 식체●, 담적●, 흉비●와 관련된 통증, 속쓰림, 소화불량, 심와부통증● 등 위장조직에서 염증이 확인되는 병적 상태를 일컫는다. 이 위염, 즉 위장 점막의 염증은 내시경 검사를 통해 다양한 사람들로부터 볼 수 있는데, 그 케이스는 아무런 증상이 없는 사람에서부터 심한 복통을 호소하는 사람, 또는 체중이 감소하는 사람에 이르기까지 매우 다양하다.

그렇다면 위염은 왜 통증이나 증상과 관련 없이도 발견되는 걸까? 그 이유는 바로 위의 감각기능에 있다. 일반적으로 위장 점막에

● 食積: 음식물이 정체됨으로써 발생하는 병증.
● 食滯: 과식을 하여 비위가 운화하지 못하고 음식이 장위(腸胃)에 쌓여 생기는 병증.
● 痰積: 적(積)의 하나. 담(痰)이 가슴에 몰려서 생김. 끈적끈적한 가래가 많으면서 기침할 때 잘 뱉어지지 않으며 머리가 어지럽고 가슴이 답답하고 아프다.
● 胸痞: 가슴속이 답답하면서 아픈 병증.
● 心窩部痛症: 명치 통증.

는 감각신경이 발달되어 있지 않다. 이 때문에 심한 염증이 생겨도 직접적인 증상을 느끼지 못하다가 내시경을 통해 발견되는 경우가 생기는 것이다. 물론 앞서 이야기한 것처럼 증상이 나타나는 경우도 많다. 위염에 걸린 사람들을 보면 소화불량이나 위장 부근의 불편함부터 시작해서 명치 통증, 복부팽만감, 식욕부진, 트림과 구토, 오심(토할 것 같은 불쾌감), 열감, 감질● 등의 증상을 호소한다. 때로는 위 내시경에서 소화성 궤양이 발견되지 않음에도 이런 증상들이 나타나고는 하는데, 이런 경우는 비궤양성 소화불량이라고 부르며 증상에 대한 치료를 먼저 시도한다.

정리하자면 위염에 대한 정의는 크게 2가지로, 하나는 위내시경을 통해 육안으로 관찰되는 염증이 보이는 것을 말하며, 다른 하나는 내시경에서 위궤양이나 식도염과 같은 징후가 나타나지 않음에도 소화불량 증상을 겪는 비궤양성 소화불량을 말하는 것이다. 위염은 소아부터 장년층까지 다양한 나이대에서 발견되지만 그중에서도 유독 많이 볼 수 있는 연령층은 50~60대의 남성들이다. 이는 50~60대의 사람들이 스트레스를 많이 받으면서도 저항력이 약해지는 시기를 겪기 때문으로 보인다. 그렇다면 위염에 걸리는 가장 큰 원인은 스트레스일까? 스트레스 말고 다른 원인에는 또 무엇이 있을까?

● 疳疾: 비위의 기능 장애로 몸이 여위는 병증의 하나.

| 위염이 생기는 이유는? |

위염의 원인은 매우 다양하다. 또한 일상에서 너무나 쉽게 찾을 수 있는 것들이 대부분이다. 가장 첫손으로 꼽을 수 있는 원인은 많이 먹거나 급하게 먹는 불규칙한 식사다. 두 번째는 매운 음식이나 자극성이 강한 음식, 짠 음식 등에 의해 헬리코박터균, 진균에 감염되는 경우이다. 먹는 것 외에도 염증을 유발하는 진통제나 소염제 등의 약물에 의해 발병할 수 있으며, 앞서 이야기한 정신적 스트레스와 흡연, 그리고 음주 역시 위염을 일으키는 주된 원인 중 하나이다. 한방에서는 이 외에도 선천적으로 비위가 허약한 경우나 신경과민과 같은 정신적 불안, 해독기능이 떨어지는 노약자, 수술 후 오래된 병으로 인한 어혈 정체에서도 위염의 원인을 찾고는 한다.

이처럼 위염이 일어나는 데에 수많은 원인이 있음에도 스트레스가 가장 큰 원인으로 꼽히는 이유는 스트레스가 우리 몸에 끼치는 영향 때문이다. 스트레스를 받으면 우리 신체는 분비해야 할 효소들을 제때 분비하지 못하는 이상이 생기는데, 이는 곧 감염과 자가면역질환을 유발하게 된다. 그리고 이 자가면역질환이 심각할 경우 약제에 대한 과민반응이나 알코올, 아스피린, 소염제 등 2차적 위염 유발을 일으키게 된다. 따라서 소심하고 예민한 사람일수록 위염에 더 쉽게 노출된다는 이야기는 결코 틀린 말이 아니다. 한의학에서 일명 소음체(少陰體)라 일컫는 사람일수록 꼼꼼하고 스트레스에 약한 특성을 갖고 있는데, 이들의 경우 스트레스를 제대로 해소하지 못하는 경우가 많으므로 스트레스로 인한 위염에 다른 사람들보다 쉽게 노출된다고 볼 수 있다.

위염은 그 원인에 따라 급성위염과 만성위염으로 나뉜다. 먼저 급성위염의 경우, 앞서 말한 원인 중 불규칙한 식습관이나 폭음, 스트레스 등을 원인으로 할 때 급성위염으로 분류한다. 급성위염은 일명 위경련이라 불리는 상복부 통증이 심하게 나타나며 심한 구토와 두통, 발열, 어지럼증, 그리고 전신쇠약 등의 증상이 나타난다. 덧붙여 급성위염의 특징 중 하나를 이야기하자면 급성위염으로 인한 증상들은 치료에 의한 회복이 빠르다는 점이다(평균 2~3일이면 치료가 가능). 만성위염은 급성과 달리 염증이 오랜 시간 지속되는 것으로부터 비롯된 것이기에 위장점막을 파고드는 염증세포의 종 자체가 급성과는 다르다. 만성위염의 특징은 급성위염과 달리 위장점막의 분비선 변화를 동반한다는 점이다. 또한 통증이 매우 약하다는 것 역시 만성위염의 특징으로, 눈에 보이는 증상이 나타나지 않고 소화불량 정도만 겪는 경우도 있다. 만성위염에 걸리게 되는 대표적인 경우는 헬리코박터균에 의한 감염이며, 정도가 심할 시 암으로까지 발전되므로 매우 위험하다. 헬리코박터균 외에도 약물이나 흡연, 만성적인 알코올 섭취, 불규칙한 식습관, 담즙 역류, 위 절제물 등이 만성위염의 원인이 된다.

급성위염과 만성위염, 이 두 가지가 위내시경을 통해 확인할 수 있는 위염이라면 앞서 정의했던 위염 중 비궤양성 소화불량이 바로 신경성위염이다. 신경성위염은 앞서 이야기했듯 위내시경을 통해 아무런 염증이나 궤양이 발견되지 않음에도 환자들이 위염과 같은 증상을 느끼는 것을 말한다. 신경성위염의 원인은 음식 알레르기(자가면역질환 또는 약물 과민성)나 잘못된 식습관, 담적, 정신적인 스트레스에 있다. 그리고 이 신경성위염이 계속될 경우 만성소화불량이 오게 되는데, 한의학에서는 이 신경성위염의 원인을 심인성(心因性) 위장장애, 상비성(傷脾性) 위장장애, 간담성(肝膽性) 위장장애로 분류하고는 한다. 먼저 심인성 위장장애의 경우, 심인성이라는 말처럼 질병의 원인이 기질적인 것이 아닌 정신적, 심리적인 요인에 의해 일어나는 위장장애를 뜻한다. 정신적인 충격이나 갈등으로 인해 소화불량이 생기는, 심비허약증 증후군으로 보는 것이다. 심인성 위장장애의 특징은 트림과 입 냄새, 팔다리 힘빠짐, 그리고 불면증 등의 증상이 나타나게 된다. 상비성 위장장애의 경우 머리를 많이 쓰고 심신이 피로한 수험생들에게서 주로 나타난다. 상비성 위장장애는 소화불량, 식욕감퇴, 무기력, 가슴 답답함 등의 증상이 특징이며 심한 경우 몸이 마를 정도의 소화불량을 겪기도 한다. 마지막으로 간담성 위장장애는 노여움이나 과도한 성생활로 인해 나타나는 증후군으로, 이는 노여움이 간기능에 이상을 초래하고 과도한 성생활이 정기부족을 일으켜 생기는 위장장애다. 이상 두 가지 경우의 문제가 담즙 분비에 문제를 일으키고, 이것이 곧 소화불량으로 발전되는 것이다. 간담성 위장장애의 경우 소화불량 외에도 미열이 났다가 오한이 나는 현상이 반복되며 구역질이 나기도 하는 특징을 갖고 있다.

위염과 헬리코박터균, 무슨 관계일까?

앞서 알아보았듯 위염이 일어나는 원인은 굉장히 다양한데요. 그중 일상과 관련된 것과 유독 다르게 느껴지는 한 가지가 있다면 바로 헬리코박터균이 아닐까 싶습니다. 헬리코박터균, 익숙한 이름이지만 어떤 녀석인지는 잘 모르겠는 이 균과 위염은 어떤 관계가 있는 걸까요?

헬리코박터균의 정확한 명칭은 헬리코박터 파이로리(Helicobacter pylori)입니다. 이 세균은 위 상피 조직에 사는 나선 모양의 세균인데요. 만성위염 및 십이지장 궤양의 주요 원인으로 널리 알려져 있습니다. 헬리코박터 파이로리에 감염된 환자들 대부분이 주로 위전정부에 위염이 생기고, 이 헬리코박터 파이로리를 치료하면 위염이 사라지는 것을 볼 수 있습니다. 그만큼 헬리코박터 파이로리는 위염에 밀접한 영향을 끼치는 세균이라는 뜻이죠. 이뿐만 아니라 헬리코박터 파이로리 감염은 위암 발생과도 관련이 있다고 합니다.

 헬리코박터 파이로리에 감염되면 위 점막에서 염증반응이 생기고, 만성 위염이 있는 사람 중 일부는 위점막이 얇아지는 위축성 위염이 진행되기도 하는데요. 이 위축성 위염이 십수 년 동안 진행되면 위점막이 장점막으로 변하는, 일명 장상피화생(腸上皮化生-위의 점막이 장의 점막처럼 변한 것)이 발생합니다. 위암은 장상피화생이 있으면 그렇지 않은 경우보다 발생 확률이 무려 10배나 높아지며, 장상피화생이 없더라도 헬리코박터 파이로리에 감염되어 있으면 그렇지 않은 사람보다 위암 발생률이 약 3.8배 더 높다고 합니다.

위염에 대해
상세히 알려주세요 ②

역류성 식도염 · 음식치료 · 생활습관치료

Q ▸▸▸ 저는 50 초반의 남성입니다. 약 20년 동안 위염 증상으로 인해 고생 중입니다. 병원에 가면 늘 '신경성위염'이라는 진단을 받는데요. 처방해준 약을 먹으면 잠깐만 괜찮을 뿐, 금방 다시 속쓰림과 위통이 시작됩니다. 혹시나 위암이 되는 건 아닐까 하는 걱정에 한 해에 위내시경을 두 번이나 받은 적도 있습니다. 늘 속이 불편하니 매사 무기력하고 어딘가로 여행을 떠나는 것조차 두려운데요. 대체 저는 어떻게 해야 나아질 수 있을까요? 위에 좋다는 양배추즙이나 천마도 먹어보았지만 제게는 별 효과가 없었습니다. 이제는 위염 때문에 우울증이 올 지경입니다. 한의원을 가면 제 상태를 바로잡을 수 있을까요?

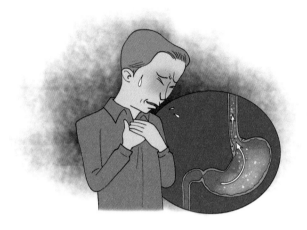

Q ▸▸▸ 저는 30대 초반의 여성입니다. 위염 증상이 시작된 건 고등학교 3학년 무렵부터였는데요. 공복이면 심한 속쓰림을 겪습니다. 공복이 오래되면 위통까지 심해져서 자주 병원을 찾곤 했는데요. 병원에서는 그때마다 신경성위염이라고 진단을 내렸습니다. 하지만 처방받은 약을 먹으면 그때만 잠시 나아질 뿐, 제가 겪는 증상은 여전히 나아지지 않고 그대롭니다. 통증이 심하다 보니 20대 후반부터는 1년에 한 번씩 내시경 검사를 받아오고 있는데요. 약한 위염만 있을 뿐 적극적인 치료가 필요한 상태는 아니라고 합니다. 검사 결과가 다행이긴 하지만 제가 겪는 통증은 그런 수준이 아니다 보니 너무 괴롭습니다. 이제는 이 고통을 좀 끝내고 싶은데요. 한방을 통해 제 몸을 고칠 방법이 없을까요?

▶▶▶ 내과에서는 위염을 진단하기 위해 위내시경 검사를 실시한다. 그렇다면 한방에서는 어떤 방법으로 위염을 진단하고 또 치료할까? 한방에서는 형상●을 보며 맥진, 형(形), 문진, 망진●, 한열(寒熱), 허실●, 유강●과 강경● 등을 통해 위염을 진단하며 내시경 검사는 내과에 의뢰한다.

기본적으로 한방에서 위염의 치료는 침과 약물, 그리고 부항치료로 이루어진다. 물론 약에 부담을 느끼는 환자의 경우에는 뜸이나 침 요법만으로도 치료가 가능하다. 때로 한약을 복용한 환자들 중 속쓰림을 호소하는 사람들이 있곤 하는데, 이는 위의 기능이 떨어져 있는 상태에서 약을 복용했을 때 나오는 증상이다. 이런 경우 위가 제 기능을 어느 정도 회복하기까지는 약을 복용하는 횟수나 양을 조절하다가 기능이 돌아오면 원래의 양과 횟수로 복용하면 된다. 물론 위염을 치료할 때는 음식과 관련된 유의사항들을 준수해야만 속쓰림을 겪지 않고 무사히 치료를 마칠 수 있다. 또한 '발효한약'이라 하여 일정한 온도와 습도 조건에서 특이한 미생물의 작용을 이용하여 약물을 발효시켜 본래의 약성을 변경시키는 법제 법이 있는데, 이 발효한

● 형상의학(形象醫學): 생긴 것. 눈 코 입 등의 생김새나 색깔, 골격, 키 등의 형체에 따라 어떤 질병을 가지고 있는지 진단.
● 望診: 눈으로 환자의 상태를 살피는 진찰법.
● 虛實: 몸의 정기와 사기가 왕성하고 약한 것에 의해 구분되는 반응법. 정기가 부족한 것은 허증, 사기가 왕성한 것은 실증이라 한다.
● 柔剛, 유경(柔痙): 경증(痙證)의 하나. 몸에 열이 나고 땀이 나며 목덜미가 뻣뻣하고 때로 머리를 흔들며 이를 악물면서 손발이 오그라든다.
● 剛痙: 경증의 하나. 몸과 팔다리가 뻣뻣해지면서 오그라드는 병증.

약 역시 위염치료에 매우 도움이 된다.

한방에서의 위염치료가 양방과 비교했을 때 갖는 장점은 단순히 증상을 호전시키기 위한 치료가 아닌 자생력을 길러주기 위한 치료가 이루어진다는 점이다. 그렇다면 만성위염과 신경성위염은 어떻게 치료가 이루어질까?

만성위염의 경우 실질적인 원인치료보다는 증상에 맞게 대처하는 대중요법이 시행된다. 무엇보다 만성위염을 치료하는데 있어서 중요한 요소 중 하나는 식생활습관의 개선이다. 만성위염의 주된 원인이 되는 술, 카페인, 향신료, 너무 차갑거나 뜨거운 음식, 아스피린, 그리고 항생제 등의 약물은 자제하는 것이 좋으며 위에 편안하고 충분한 식사를 공급해 주어야 한다. 만성위염은 증상에 따라 때때로 약물요법을 행하기도 하는데, 환자에 따라 궤양치료제나 제산제 등이 쓰이는 경우도 있다. 만성위염 환자들의 경우 특별한 치료가 없어도 제대로 된 식생활의 개선이 이루어진다면 증상이 호전될 수 있지만 많은 사람들이 증상의 재발을 겪는 것이 현실이다. 이는 그만큼 건강한 식생활을 유지하는 것이 잘 되지 않기 때문인 것으로 보인다.

신경성위염의 경우, 각종 위장검사를 해도 뚜렷한 이상을 발견하지 못하는 경우가 많다 보니 특별한 치료를 하지 않아도 된다고 생각하는 환자들이 많다. 그러나 이는 잘못된 생각이다. 신경성위염은 원인치료가 이루어지지 못할 시 더부룩함과 메스꺼움 그리고 답답함 등의 증상을 안고 살게 되며, 또한 오래될 시 만성위염이나 위 내 독소로 인한 위궤양, 위암 등이 될 수 있으므로 방치해서 이로울 것이 없다. 한방에서는 신경성위염을 침, 뜸, 한약, 한방 물리요법 등을 통해 치료하며 위염 증상을 개선하고 비위 및 장의 기능을 원활하게 하는 것을 치료의 목적으로 삼는다. 한방치료는 양방에서의 치료와 달리 위장근육과 신경기능의 회복에 중점을 두고 치료가 이루어지기에 양방에서 치료를 한 환자들보다 재발이 잘 되지 않는다는 장점이 있다.

| 위염 치료를 위해 식습관, 생활습관 개선하기 |

이야기했듯 위염은 치료와 더불어 식습관과 생활습관의 개선이 필수적으로 이루어져야 한다. 아무리 치료를 잘 받아 완치가 되었더라도 생활교정과 식이요법이 잘 되지 않으면 쉽게 재발하기 때문이다. 위염은 치료보다 식이요법이 더 중요하다고 이야기할 정도로 먹는 음식에 신경을 써야 한다. 그렇다면 먼저, 피해야 하는 음식에는 어떤 것이 있을까?

위염 환자들이 질기거나 거친 음식은 물론이고 조미료가 첨가된 기호품 역시 제한하는 것이 좋으며 우유, 치즈, 버터, 야쿠르트와 같은 유제품도 피하는 것이 좋다. 과식 역시 금물이다. 위염 증상을 나아지게 하고 싶다면 약간 부족하다 싶을 정도의 소식하기를 권한다. 과일의 경우, 대부분의 과일은 위염에 좋은 영향을 주지만 신맛이 나는 과일은 산성 성분이 강하므로 위산과다를 초래하니 위염 환자들은 피하는 것이 좋다. 고기는 되도록 채소와 함께 섭취하고 찬물이나 짠 음식, 자극적인 매운 음식, 커피, 술, 담배, 밀가루 음식 역시 삼가야 한다. 많은 사람들이 식후에 커피나 음료를 즐기고는 하는데, 커피의 경우 기본적으로는 위액을 분비시켜 소화를 돕는 것은 맞다. 하지만 카페인이 식도와 위장 사이의 조절장치를 느슨하게 만듦으로써 위액을 식도로 역류하게 만들기도 하고, 또 상처나 과민성 대장질환 등이 있는 경우에는 대장의 연동운동을 방해하기도 한다. 따라서 커피를 마시고 싶다면 공복인 상태에서는 섭취를 피하는 것이 좋다. 이는 녹차도 마찬가지다. 커피만큼이나 식후에 많이들 섭취하는 탄산음료는 일시적으로 속이 뚫리는 느낌이 들지만 장기적으로는 소화불량을 초래하므로 위와 식도, 괄약근이 약화되는 것을 원치 않는다면 피하는 것이 바람직하다. 그럼 반대로 위염 증상이 나아지는 데에 도움이 되는 음식은 어떤 것들이 있을까?

먼저 위염 환자들의 식단에 도움이 될 만한 음식들을 추천하자면 보리밥과 메밀국수, 야채, 과일, 통옥수수, 비늘이 있는 생선 등이 있다. 또한 단호박 역시 위염에 도움이 되는데, 이는 단호박이 유해세균의 증식을 막고 위장기능을 개선시켜 주며 부기도 제거해 주는 효능을 보이기 때문이다. 마 역시 단백질의 흡수를 도와주고 위를 감싸줌으로써 자극을 적게 만들어주며, 감자나 민들레 역시 위염 증상에 도움이 된다. 무를 갈아 먹는 것 역시 위염 증상이 나아지는 데에 효과를 보이며, 구운 마늘을 아홉 번 구운 죽염에 찍어 먹는 것도 좋다. 이 외에도 도움이 되는 음식 중 하나는 바로 양배추다. 양배추는 항궤양 효과와 위점막의 보호·재생 효과가 있기에 속을 진정시켜 주고 속쓰림을 나아지게 해준다. 위염 환자들이 양배추로 효과를 보기 위해서는 그냥 먹기보다는 즙을 내어 식전에 먹는 것이 좋으며, 이렇게 양배추를 섭취하면 여름철에 걸리는 장염으로 인한 설사 역시 멎게 할 수 있는 효과를 볼 수 있다. 위염이 있는 사람 중 상당수가 식사 후에 체한 것 같은 느낌을 받는다고 호소하곤 하는데, 이런 경우 민들레차나 유근피(느릅나무과 느릅나무뿌리껍질), 구운 마늘, 무즙, 수국차(이슬차) 등을 마셔주면 좋다.

약물의 경우, 비스테로이드계 소염진통제 및 스테로이드와 같은 약제들은 위점막에 손상을 가져오므로 가급적이면 복용을 줄이거나 끊고, 만약 끊을 수 없는 경우라면 위점막 보호제를 병행하여 사용해 주어야 한다.

앞서 위염 환자들에게 먹는 것만큼이나 영향을 끼치는 것은 생활 습관의 개선이라고 했다. 그렇다면 위염이나 소화성 궤양을 예방하기 위해 일상에서 주의해야 할 것들에는 무엇이 있을까?

먼저 잠자리의 경우. 상체 부위를 높게 해주는 것(높은 베개를 사용하는 것은 도움이 되지 않는다)이 좋으며, 꽉 끼는 옷은 입지 않는 것이 좋다. 또한 식후에 바로 눕는 것 역시 피해야 한다. 취침 전에 간식이나 술 담배를 하는 것 역시 피하는 것이 좋다. 비만인 사람들의 경우에는 체중을 줄이는 것이 위염을 나아지게 하는 데에 도움이 된다. 식후 낮잠 역시 식사를 마치고 30분 내로 눕거나 엎드려 자게 되면 가슴통증이나 변비, 더부룩함, 명치통증, 트림과 같은 증상과 함께 역류성 식도염을 초래할 수 있으므로 되도록 취하지 않기를 권한다. 식후 담배 역시 마찬가지로 몸을 해치는 지름길이다. 니코틴은 위 점막 공격인자의 분비와 독성을 증가시키고 방어인자인 '프로스타글라딘'의 분비를 억제한다. 이는 곧 위산이 위벽을 녹임으로써 위염과 소화성 궤양으로 이어지게 된다. 이뿐만 아니라 흡연은 장운동의 기능을 떨어뜨리기에 복통은 물론이고 복부팽만감과 변비까지 일으킨다. 술을 많이 먹고 토하는 것 역시 매우 좋지 않은 행동 중 하나다. 많은 사람들이 과음 후 등을 두들겨 토하는 것을 괜찮다고 생각하고는 한다. 그러나 이 행동은 습관이 되면 건강에 매우 치명적이다. 위와 달리 식도는 보호막이 없다. 따라서 반복적으로 위산에 노출될 시 손상이 일어나 역류성 식도염이 일어나게 된다. 또한 토하는 일이 잦아지면 위와 식도 사이의 괄약근이 느슨해지므로 위산의 역류를 초래하게 된다.

위염은 많은 사람들이 앓고 치료하고, 또 재발하는 질병인 만큼 건강한 식습관과 생활습관만이 완치를 유지할 수 있는 핵심이라고 할 수 있다. 본인이 노력하는 만큼, 정신이 건강한 만큼 예방하고 또 치료될 수 있는 것이야말로 위염이다. 이를 잊지 않길 바란다.

많은 사람들이 속이 쓰릴 때 우유를 마시는 게 도움이 된다고 여기는데요. 정말 우유는 속쓰림에 도움이 되는 걸까요? 결론부터 이야기하자면 이는 잘못된 상식으로 우유에 대한 가장 큰 오해입니다. 많은 사람들이 우유는 알칼리성을 띠기에 위산을 중화시키고 위점막을 보호해 주어 위궤양과 위염을 억제하는 역할을 한다고 생각합니다. 하지만 실제로 우유는 알칼리성이 아니라 중성에 가까우며, 우유의 칼슘 성분 역시 위산 분비를 증가시키는 원인이 됩니다. 우유를 마시면 잠시 위점막이 감싸져 속쓰림이 완화될 수는 있지만 다시 위산이 분비되기 시작하면 오히려 더 큰 속쓰림을 경험하게 됩니다.

11

내 의지와는 상관없이 느껴지는 극심한 불안과 공포, 불안장애는 어떻게 해야 할까요?

범불안장애 · 공황장애 · 강박장애 · 외상후
스트레스장애 · 고소공포증 · 폐쇄공포증 · 동물공포증 · 불면증

Q ▸▸▸ 저는 40대 초반의 여성입니다.

정확히 언제부터인지는 모르겠는데, 외출할 때마다 너무 힘듭니다. 문밖을 나서면 가스 불을 켜놓거나, 전기 제품을 켜놓은 것 같아서 다시 집에 들어가 몇 번을 확인하게 되고, 회사에 와서도 집 문은 잘 잠갔는지, 차 문은 잘 잠갔는지를 생각하며 항상 불안해합니다.

아이들이 학교에서 안전한지 걱정돼서 하루에도 몇 번씩 확인하게 되고, 집에서는 조금만 큰 소리가 나도 강도가 드는 건 아닌지, 뭐가 부서지는 건 아닌지 하는 생각으로 늘 초조합니다. 이게 하루 이틀도 아니고 매일 반복되니 스스로도 힘들고 몸도 지칩니다.

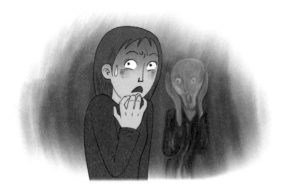

마음이 편하지 않으니 늘 입맛도 없고 살도 계속 빠지는데요, 사라지지 않는 걱정과 불안감을 어떻게 해야 할까요?

Q ▸▸▸ 저는 30대 후반의 남성이고 아직 미혼입니다.

사실 저는 아직 결혼도 못 하고 승진도 못 하고 있는데, 그 이면에는 제가 가지고 있는 이상한 공포 탓이 큽니다. 저는 모든 이동수단에 대한 공포가 있어서 비행기나 배, 기차, 고속버스 등을 전혀 탈 수가 없습니다. 그런 대중교통을 이용할 때면 사고가 나거나 차에 불이 붙는 상황들이 상상돼서 미칠 것 같고요, 조금이라도 장시간 타게 되면 불안, 초조를 넘어 숨이 막힐 것 같습니다.

여행 같은 건 꿈도 못 꾸고, 가까운 집과 회사만 제 차로 이동하다 보니 인간관계도 갈수록 좁아지고 연애는 꿈도 못 꾸겠습니다. 회사 출장도 계속 피하게 되고, 단체로 가는 체육대회 등도 참여하지 못하고 있으니 회사 상사들의 불만도 큽니다. 세월호 사건과 같은 크고 작은 사회적 사고 소식을 접하게 되면 그 공포가 더욱 커지는데요, 어떻게 극복할 수 있는 방법이 없을까요?

▶▶▶ 누구나 어떤 위험이나 위협을 마주하게 되면 불안감을 느낀다. 또 낯선 환경과 상황에 놓이면 평소와 다른 모습 때문에 불안감을 느낀다. 이처럼 불안은 누구나 느낄 수 있는 정상적인 정서반응이다. 그러나 특별한 이유가 없는데도 일상생활 중 지속적으로 불안감을 느끼는 사람들이 있다. 마음속에 계속 자리 잡는 불안감을 털어내 보려고 하지만 혼자만의 노력으로는 잘 개선되지 않는다. 이처럼 막연한 불안감 때문에 다양한 형태의 불안, 공포, 공황이 이어져서 일상생활이 점차 힘들어지면 '불안장애'를 의심해 봐야 한다.

불안장애란 다양한 형태의 비정상적이고 병적인 불안과 공포로 인하여 일상생활에 장애를 일으키는 정신질환을 뜻한다. 불안장애를 가지고 있는 사람은 불안해할 필요가 없는 상황에서도 불안해하거나 정도 이상으로 지나치게 불안해한다. 불안한 느낌이 지나치고 광범위하게 나타나며, 다양한 신체 증상이 동반된다. 걱정이나 불안, 근심의 대상이 건강, 경제적인 문제, 실직, 학업성적, 취직 등 구체적인 경우도 있지만, 무엇인가 끔찍한 일이 일어날 것 같은 막연한 느낌처럼 근거가 없는 불안도 있다. 불안감 때문에 항상 긴장한 상태에 있게 되고 자율신경이 날카로워져 있어 업무에 집중하기 힘들고 일상생활에서도 어려움을 겪게 된다.

불안장애는 주로 20~30대에서 흔히 발병하는데 여성이 남성보다 2~3배 더 많이 발병하는 편이다. 요즘에는 소아기 어린아이들이나 10대 청소년들 사이에서도 발병하는 경우가 있는데 어린 청소년들에게 불안장애가 나타났을 때, 제때 치료해 주지 않으면 어른이 돼서도 사회생활에 어려움을 겪거나 우울증, 대인공포증, 강박장애와 같은 증상에 시달릴 수 있다.

불안장애의 증상은 불안장애에 속하는 진단에 따라 그 증상이 각기 다르다.

불안장애에 해당하는 질환으로는 범불안장애, 공황장애, 강박장애, 외상후 스트레스 장애, 특정 공포증(고소공포증, 폐쇄공포증, 동물공포증 등) 등이 있다. 일반적으로 이와 같은 불안장애를 갖고 있는 환자들은 안절부절못하고 짜증을 잘 내며 예민하다. 또 닥치지도 않을 위험을 걱정하고 최악의 사태만을 상상하는 경향이 있다. 신체적인 증상으로는 심박동 증가, 소화불량, 설사, 변비, 발한, 근육긴장으로 인한 두통, 불면증 등이 나타나기도 한다.

불안장애의 종류와 그에 따른 증상

❶ 범불안장애: 항상 긴장상태로 가슴이 두근거리고 불안감으로 인해 몸이 떨린다. 과도한 불안과 걱정이 장기간 지속되며 이를 통제하기 어렵고 불안과 연관된 불면, 근육긴장도 증가가 나타나며 이런 증상이 6개월 이상 지속된다.

❷ 공황장애: 발작이 일어나면 호흡곤란이 오고 가슴이 답답해지며 심장박동이 증가하게 된다. 몸이 떨리고 땀이 나기도 하며 곧 죽을 것 같다는 생각이 든다.

❸ 강박장애: 문이 잘 잠겼는지 자꾸 확인하거나 주변 물건의 배치를 대칭적으로 해야겠다는 생각이 들어 다른 일을 할 수 없게 된다. 지속적으로 어떤 행동을 해야만 할 것 같은 생각이 든다. 예를 들면 자신의 손이 더럽다는 생각이 떠올라 불안감에 휩싸이게 되어 계속 손을 씻게 된다.

❹ 외상후 스트레스 장애: 어떤 특별한 사고나 재해를 경험하게 된 이후 꿈이나 회상을 통해 사고나 재해를 반복적으로 재경험하게 된다.

위의 불안장애들을 하나씩 좀 더 자세하게 알아보자.

범불안장애는 흔한 일상과 상황들에 대해 과도하게 걱정하는 증상을 가지고 있다. 걱정 대상은 건강, 가족 불행, 경제적 고민, 취직이나 실직 등 구체적인 경우도 있지만, 두려운 일이 일어날 것만 같은 막연하고 근거가 없는 경우도 있다. 예를 들면 실제로 아무도 뒤쫓아 오는 사람이 없는데도 불구하고 누군가가 자신을 쫓아온다고 느끼는 것이다. 아무런 이유가 없음에도 안절부절못하며 불안감을 느끼게 된다. 범불안장애 환자는 일상생활에 대한 과도한 불안과 걱정이 6개월 이상 지속되며, 불안과 걱정을 조절하기 어려워서 정신적, 신체적 이상 반응이 발생하게 되는데 보통은 쉽게 피로하고 집중력이 떨어지며 멍한 느낌과 함께 짜증을 잘 낸다. 또 심한 불안감이 들고 숨이 차고 가슴이 답답하다는 증상을 호소하기도 한다.

범불안장애는 우울증과 함께 나타나는 경우가 많은데, 이런 경우에는 만성질환으로 진행할 확률이 높아 반드시 전문가의 치료가 필요하다.

이런 증상이 나타날 때는 휴식과 취미활동을 통해 심리적인 이완을 하여 스트레스를 조절하는 것이 좋다.

많은 연예인들이 방송에서 말했던 공황장애도 불안장애 중 하나이다.

갑자기 놀라거나 극심한 불안상태가 되었을 때, 우리는 흔히 '공황 상태에 빠졌다'는 표현을 쓴다. 공황이란 쉽게 말하면 생명에 위협을 느낄 정도의 상황에서 오는 갑작스러운 공포감을 말한다. 따라서 공황 상태는 실제로 생명에 위협을 받는 상황이라면 누구에게서나 정상적으로 나타날 수 있는 우리의 몸의 반응이라고 볼 수 있다.

하지만 공황장애란 심한 불안 발작과 이에 동반되는 다양한 신체 증상들이 아무런 예고 없이 갑작스럽게 발생하는 정신질환을 말한다. 공황장애는 공황발작을 동반하는데, 공황발작이란 특별히 위협을 느낄 만한 상황이 아닌데도 불구하고 신체의 경보 체계가 오작동을 일으키며 위협을 느끼는 상황에서와 같은 반응을 일으키는 병적인 증상을 말한다. 좁은 공간, 막힌 공간, 사람이 많은 곳에서 호흡곤란이 일어나는 것으로 발작 시 호흡곤란, 가슴답답, 심박동 증가, 심계항진, 기절, 떨림, 죽을 것 같은 생각이 드는 등의 증상을 보인다. 예전에는 일반인들에게 공황장애가 많이 알려지지 않았지만, 요즘은 여러 연예인이나 유명인들이 공황장애를 겪고 있는 것을 밝히면서 알려지기 시작했다.

공황장애를 앓는 사람들은 갑자기 나타나는 신체적 증상에 대해 무슨 큰일이 일어날 것 같은 위험한 상황으로 인식하는 경향이 있다. 공황발작과 관련되어 있다는 장소, 사람 많은 곳, 좁은 장소, 엘리베이터, 터널, 이러한 교통수단을 최대한 피한다.

공황장애 당사자는 죽을 것 같은 공포를 경험하지만 검진 상으로는 이상이 없는 경우가 많기 때문에 주변에서는 건강염려증으로 생각하고 가볍게 넘기는 사례도 많다. 하지만 건강염려증과 불안장애는 전혀 다른 질환이다. 건강염려증은 병이 없음에도 불구하고 자신이 병에 걸렸다고 지나치게 생각한다. 한마디로 자신이 치료할 수 없는 심각한 질병에 걸렸다고 생각하여 공포감을 느끼는 질환이다.

공황장애와 매우 밀접한 관계를 가지고 있는 광장공포증도 불안장애의 일종으로 광장공포증 환자의 약 2/3가 공황장애를 가지고 있다. 광장공포증은 광장이나 공공장소, 특히 급히 빠져나갈 수 없는 상황에 도움 없이 혼자 있게 되는 것에 대한 공포를 주 증상으로 한다. 광장공포증을 가진 사람은 대부분 혼자 있는 것을 두려워하고 항상 동반자를 요구한다. 공황발작 증상이 나타날 때 도움을 받을 수 없을 것에 대한 두려움으로 낯선 곳에 혼자 있지 못하기 때문이다.

강박장애는 자신의 의지와 상관없이 어떤 생각이나 행동을 반복하게 되는 장애이다. 자신의 행동이 자연스럽지 못하다는 것을 알면서도 불안을 감소시키기 위해 반복하며 이를 중지하면 불안증세가 다시 나타나게 된다. 강박장애는 강박사고와 강박행동으로 나누어 볼 수 있다. 강박사고란 침투적이고 반복적으로 떠오르는 지속적인 불안한 생각, 충동적인 사고를 말하며 강박행동은 그 강박사고의 불안을 없애기 위해서 반복적으로 하게 되는 행동을 말한다.

강박장애를 가진 사람은 강박사고나 강박행동으로 인한 자신의 행위가 이치에 맞지 않는다는 것을 충분히 잘 알고 있다. 하지만 그 증상들을 반복하지 않으면 불안해서 견딜 수가 없어서 스스로 매우 괴로움을 느끼게 된다. 단순히 뭔가에 집착하거나 중독된 상태와는 달리, 강박행동은 그 어떤 즐거움도 주지 않는다. 자신이 걱정하는 부분에 대해 이를 행동으로 옮기지 않으면 불안감이 증가하며, 행동 직후에는 일시적으로 불안감이 해소되지만 결과적으로 강박사고와 강박행동이 지속되면서 불안을 증가시키게 된다.

드라마 소재로도 흔히 사용되는 외상후 스트레스 장애는 생명을 위협할 정도의 극심한 스트레스(정신적 외상)를 경험하고 나서 발생하는 불안장애를 말한다. 외상은 마음에 큰 충격을 주는 경험을 일컫는데 직접 경험하거나 목격한 사건이 자신에 큰 충격을 준 것을 말한다. 일반적으로는 전쟁, 자연재해, 교통사고, 화재, 타인이나 자신을 향한 폭력과 범죄 등이 있다.

외상후 스트레스 환자는 이러한 경험에 대하여 공포심을 느끼며 아무도 자신을 도와줄 수 없다는 느낌을 갖게 된다. 원치 않아도 반복적으로 사건이 회상되기 때문에, 기억을 떠올리고 싶지 않지만 계속해서 그 당시의 충격적인 기억이 떠오른다. 그래서 사건 후에도 계속적인 재경험을 통해 공포감을 느끼고, 고통을 느끼며 거기에서 벗어나기 위해 회피하는 행동을 보이는 것이다. 그래서 외상을 떠오르게 하는 활동이나 장소를 피하게 되기도 하고 점점 신경이 날카로워 지면서 일상생활을 제대로 하지 못하게 된다.

그 밖에 특정 공포증도 불안장애에 해당된다. 닭이나 비둘기 등을 무서워하는 조류 공포증과 같이 동물이나 곤충에 대한 두려움을 과 도하게 느끼는 경우도 있고, 높은 곳을 무서워하는 고소공포증과 같 이 천둥이나 폭포 등 자연환경에 공포를 느끼는 경우도 있으며, 비행 기나 승강기 안의 폐쇄공간을 두려워하는 폐쇄공포증 등도 모두 불 안장애의 하위 개념이라고 볼 수 있다. 불안장애는 그 종류가 다양하 고 각 질환에 따라 증상도 다르게 나타나기 때문에 충분한 상담을 통 해 진단을 내리게 된다.

양방의 경우 불안장애로 진단됐을 경우, 항우울제와 항불안제를 이용한 약물치료가 가장 자주 이용되는데 한방에서는 불안장애를 경 계(驚悸) 정충(怔忡) 심계(心悸) 범위에 들어가고 스트레스로 인한 칠 정* 손상으로 간심비신*에 영향을 주어 심신이 불안정한 것이라 보 고 심신을 안정시키고 뇌를 맑게 해주는 천왕보십탕과 같은 한약, 뜸, 침치료를 병행하여 치료한다.

불안장애를 가진 사람은 한방차인 해관차*, 국화차, 대추차를 마 셔주면 좋고 라벤더, 연근, 상추, 마늘, 견과류, 초콜릿 등도 마음을

- 七情: 사람이 지니고 있는 7가지 감정인 기쁨(喜), 노여움(怒), 슬픔(哀), 즐거움(樂), 사랑 (愛), 미움(惡), 욕심(欲)을 뜻함.
- 肝心脾腎: 간, 심장, 소화기, 콩팥.
- 우엉, 표고, 맥문동, 구기자, 산약, 결명자, 천궁의 7가지를 사용한 차.

안정시키는 데 도움이 된다.

불안장애 증상이 나타날 때는 자신의 마음을 가라앉힐 수 있도록 휴식을 취하고 좋아하는 음식을 먹거나 즐거운 음악을 듣고, 가벼운 산책이나 적당한 강도의 운동을 꾸준히 해주면 좋다. 좋아하는 취미 활동 시간을 늘리고 심리적인 이완을 하며 스트레스를 조절하고 마음의 안정을 찾아보자.

혹시 나도 공황장애?! 자가진단 체크리스트

☐ 갑자기 맥박이 빨라지거나 심장이 심하게 두근거려요.

☐ 기온과 상관없이 땀이 많이 나요.

☐ 몸이 떨리고 전율감이 느껴져요.

☐ 숨이 가빠지거나 숨이 막히는 것 같은 느낌이 들어요.

☐ 질식할 것 같은 느낌이 들어요.

☐ 가슴이 답답하거나 통증이 느껴져요.

☐ 머리가 띵하고 토할 것 같아요.

☐ 현기증이 나고 어지러워요.

☐ 내가 아닌 다른 사람이 된 것 같은 느낌이 들어요.

☐ 아무 일도 아닌 것에 자제력을 잃게 될 것 같아서 두려워요.

☐ 죽을 것 같아 두려워요.

☐ 손발이 찌릿찌릿한 느낌이 들거나 마비되는 느낌이 드는 등의 감
   각이상이 있어요.

☐ 얼굴이 화끈 달아오르거나 오한이 들기도 해요.

이 증상들 중 4개 이상이 갑자기 나타났다면(보통 급작스럽게 발생하여
10분 안에 최고조에 이름) 공황발작을 경험한 것입니다. 하지만 공황발
작을 경험했다고 다 공황장애로 진단받는 것은 아닙니다. 위에 열거
한 예기치 않은 공황증상이 반복되고, 이후에 또 공황발작이 나타날
까 봐 지속적으로 불안해하고 공황발작 또는 그 결과(자제력 상실, 심장
마비, 미칠 것 같은 공포 등)에 대해 걱정하거나 공황발작에 의한 심각한
행동변화(출근이나 외출을 못함) 중 한 가지 이상이 적어도 한 달 이상
지속되는 경우 진단이 내려집니다.

12

이명, 약을 먹어도
나아지지 않아요!

두통 · 어지럼증 · 난청 · 위장장애 · 관절통 · 귀막힘(폐쇄감) · 구토 · 오심 · 불면증
불안함 · 우울증 · 신경쇠약 · 노이로제 · 환청

Q ▸▸▸ 저는 40대 초반의 여성입니다.

한 6개월 전부터 왼쪽 귀에서 이명이 들리기 시작했는데요, 이명이 있을 때마다 머리도 아프고 목덜미도 함께 아팠습니다. 동네 병원에서는 스트레스 때문이라며 약을 처방해 줬는데, 약을 한 달 동안 복용해도 증상이 나아지질 않아서 큰 병원에 가서 검사를 받게 됐습니다.

병원에서는 소음성 이명 같다며 시끄러운 곳에 가지 말라고 했는데요, 처방받은 약을 먹고 한 2주간은 괜찮은가 싶더니 또다시 같은 증상이 반복됐습니다. 큰 소리에 노출되지 않으려 노력하고, 이어폰 사용도 하지 않고 있는데, 왜 이명이 사라지지 않는 걸까요? 혹시 소음성 이명이 아닌 다른 질환이 있는 건 아닐까요?

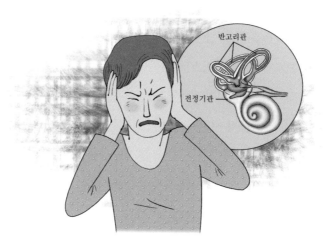

반고리관

전정기관

Q ▸▸▸ 저는 50대 초반의 남성입니다.

젊을 때부터 건축 일을 해서 소음에 노출되는 일이 많았습니다. 그래서인지 30대 후반쯤부터 이명이 들리기 시작했지만 그냥 직업병이려니 생각하고 지금까지 방치해 왔는데요,

요즘은 증상이 심해져서 귀에서 삐-하는 소리가 자주 들리고, 이명이 있을 때마다 머리가 띵하고 어지럽습니다. 한번은 어지러움이 심해 길을 걷다 주저앉은 적도 있는데요, 갈수록 이명이 들리는 횟수도 잦아지고, 동반되는 증상도 많아지니 좀 겁이 납니다. 저처럼 20년 동안 방치하고 병을 키운 이명도 치료가 가능한 걸까요? 혹시 제 생각처럼 직업 환경 때문에 생긴 이명이라면 일을 그만두지 않는 한 치료가 어려운 건지도 궁금합니다.

▶▶▶ 네덜란드 출신의 유명한 화가 빈센트 반 고흐의 〈귀를 자른 자화상〉이라는 작품을 한 번쯤 들어본 적이 있을 것이다. 〈귀를 자른 자화상〉은 고흐가 말년에 스스로 귀를 자르고 그 모습을 그린 자화상이다. 지금은 위대한 화가 중 한 명으로 평가받지만 살아생전 그는 많은 신체적 괴로움에 시달려야 했다. 귀를 자른 이유가 무엇인가에 대해서는 여러 가지 설이 있지만, 그중 하나는 바로 고흐가 '이명'을 앓고 있었는데, 하루 종일 귀에서 들리는 소리가 너무나도 괴로운 나머지 스스로의 귀를 잘라버렸다는 이야기가 전해져 오고 있다. 고흐가 정말로 귀에서 들리는 소리 때문에 귀를 자른 것인지는 알 수 없지만, 이명이 얼마나 괴로운 일인가를 짐작하게 해주는 이야기이다.

이명(耳鳴)이란 귀울음이라고도 하는데 외부의 청각 자극이 없음에도 귀에서 의미를 알 수 없는 단조로운 형태의 소리가 들리는 것을 말한다. 삐– 윙– 하는 금속성의 기계소리가 나는가 하면 매미, 모기 같은 벌레소리, 바람, 물, 종, 심장소리에 이르기까지 다양한 형태의 소리가 귓속을 울리는 현상이다.

이명은 외부의 상황과 관계없이 자신의 귓속이나 머릿속에서 들리는 주관적 증상으로 소음 노출 등 자극에 의한 일시적인 이명은 정상인의 90% 정도가 경험하는 흔한 증상이지만 지속적이거나 또는 자주 발생한다면 문제가 된다. 이명은 귀에서 소리가 들리는 것에 그치지 않고 갖가지 신체적, 정신적 증상을 유발하여 일상생활에 지장을 주고 두통, 어지럼증을 비롯해 난청, 위장장애, 관절통, 귀막힘(폐쇄감), 구토, 오심, 불면증, 불안함, 우울증, 신경쇠약, 노이로제 등을 유발하기도 한다.

| 이명의 2가지 종류 |

이명은 타각적 이명과 자각적 이명으로 나눌 수 있다.

타각적 이명은 간혹 제3자에게 소리가 들리기도 하는데, 혈류 소리나 근육의 경련 소리와 같은 체내의 소리가 몸을 통해 귀에 전달되어 외부로부터 청각 자극이 없는데도 소리가 들리는 것을 말한다. 타각적 이명은 자각적 이명에 비해 발생하는 원인이 명확한 편이다. 빈혈이 있거나 귀 근처 혈액순환 장애로 인한 혈관수축, 염증, 귀근육 수축 등의 원인으로 발생한다.

자각적 이명이란 어떠한 방법으로도 다른 사람들은 듣지 못하고 본인만이 주관적으로 호소하는 소리가 있는 경우를 말한다. 정확한 원인은 밝혀지지 않았으며 귀와 관련된 신경계통이 비정상적으로 작용할 때 나타나는 증상이라고 짐작하고 있다. 주로 바람소리, 벌레소리, 휘파람소리 등의 소리가 들린다.

자각적 이명을 환청과 혼동하는 경우가 있는데 자각적 이명은 환청과는 다르다. 이명은 '삐' 소리나 '윙' 소리와 같이 아무런 의미가 없는 소리가 들리는데 환청은 음악이나 목소리와 같은 의미가 있는 소리가 들린다. 언어적 소리가 들리거나 그 소리에 혼잣말을 한다면 환청을 의심해야 한다. 극심한 스트레스나 수면장애 등에서 일시적인 환청이 들릴 수 있으나, 환청은 흔하지 않고 대개 정신질환(정신분열), 치매환자에게서 발생한다. 반면 이명은 매우 흔해서 방음시설이 완벽한 매우 조용한 방에서는 모든 사람의 약 95%가 20dB 이하의 이명을 느낀다는 보고도 있다. 대개 이런 소리는 임상적으로 이명이라고 하지 않고, 자신을 괴롭히는 정도의 잡음이 들리는 경우 이명이라고 한다.

자각적 이명은 난청을 동반하는 이명과 난청이 없는 이명으로 다시 나눌 수 있다.

이명이 일어날 가능성은 대부분 난청이 그 배경이 된다. 난청이 없음에도 불구하고 이명이 있는 경우를 '무난천성 이명'이라고 하는데 검사로는 나타나지 않지만 잠재적인 난청이 있다고 여겨지기도 한다.

대부분의 이명은 난청을 동반하는 '난청성 이명'으로, 난청을 일으키는 질병은 대부분 이명을 일으킬 가능성이 있다. 난청성 이명은 귀의 상태가 좋지 않아서 소리의 정보를 본래보다 조금만 전달하게 될 때 생긴다. 이런 경우 뇌는 소리를 좀 더 잘 듣기 위해 감도를 올리게 되는데 이런 상태가 계속되는 사이에 원래의 소리가 없어져도 소리의 잔상이 남게 되어 이명이 된다고 할 수 있다.

최근 한 연구 자료에 의하면 전 세계인구의 약 15%가 이명을 경험한다고 하는데, 실제로 환자의 5~10%가 이명 때문에 한의원을 방문하고 있다. 이명은 연령층이 높을수록 발병률이 증가하는데 환자의 70~80%가 40세 이상에서 나타난다. 또 통계에 따르면 저연령층에서는 여성이 남성에 비해 발생률이 높고, 고연령층에서는 남성이 여성보다 높게 나타난다고 한다.

한방에서는 이명의 원인으로 과도한 업무로 인한 피로, 소음, 환경 스트레스, 과음, 약물복용, 잘못된 식습관, 생활습관 등을 꼽는다. 이런 원인으로 인해 신장기능이 떨어지면, 정기가 허약해지고 뇌수가 부족하게 되어 머리가 어지럽게 되고 귀에서 소리가 나며 잘 듣지 못하게 되는 것이다. 이목구비 질환은 주로 오장육부의 이상과 전신건강의 이상 때문에 발생한다. 이명은 단순한 불편함이 아니라 체내의 장기가 쇠약해지고 건강에 문제가 있다는 신호로 여겨진다.

한방에서 보는 이명의 종류

1. 심화이명(心火耳鳴)

마음에 깊은 근심 걱정이 있는 경우 심화이명이 나타날 수 있다. 오랜 기간 노심초사하여 가슴을 졸이거나 갑작스러운 정신적 충격, 중요 업무나 직책으로 인해 심리적 압박 요소가 생긴 사람, 가까운 사람의 사망, 실연, 이별 등으로 깊은 슬픔을 겪은 후에 이러한 이명이 생겼다면 심화이명일 가능성이 높다.

2. 신허이명(腎虛耳鳴)

신장의 기능이 좋지 않은 경우에 나타날 수 있는 이명이다. 지병이 있는 사람, 만성고혈압 환자, 신장에 특별한 질병이 없어도 신장기능이 허약해서 만성요통을 앓고 있거나 무릎관절통이 자주 오는 사람, 하체가 힘이 없고 아침에 항상 몸이 무겁고 자주 붓는 사람인 경우 신허 이명을 의심해 볼 수 있다.

3. 담화이명(痰火耳鳴)

담에 화(火)가 있어 나타나는 이명이다. 평소 일에 대한 완벽주의자, 지나치게 성격이 꼼꼼하고 예민한 경우, 지나친 건강염려증 환자, 조그만 일에도 과민반응을 잘 일으켜 신경이 날카롭고 조그만 실수도 자신을 용납하지 않는 성격이거나 남의 걱정이나 실수도 잘 받아들이지 못하는 사람에게서 많이 볼 수 있다.

4. 풍열이명(風熱耳鳴)

마음속에 깊이 쌓여 있는 욕구불만, 억압된 감정, 공포나 두려움을 갖고 오래 생활한 사람에게 나타난다. 주위 환경 때문에 지속적으로 억울한 상황에 놓이거나 고부간의 갈등, 부부간의 문제, 자녀문제, 복잡한 감정문제, 지나친 분노로 속이 부글부글하는 사람에게서 많이 볼 수 있다.

이명은 스트레스, 과로, 불면증이 주요 원인으로 일시적으로 나타날 수 있지만 오래 쌓이면 만성이 되기도 한다. 스트레스나 과로가 원인일 경우에는 일반적으로 2~3일 휴식이면 사라지지만(자연치유가 되지만), 계속 나타난다면 한방처방(약물치료, 침치료)을 해야 한다.

한의학에서는 이미 오래전 이명의 존재를 인식해 왔고, 그 치료법으로 귀의 기능뿐 아니라 신체 전반의 건강상태를 함께 개선 치료하며 이를 위해 신장기능과 함께 오장육부의 균형을 맞춰서 손상된 청각세포를 돕는 약물요법, 침, 뜸, 약침요법 등을 활용한다. 오장육부가 건강하면 스트레스와 소음에 노출되더라도 쉽게 이명이 올 수 없다. 또한 명상이나 반신욕 등을 통해 마음을 편하게 해주고 환자의 긴장감과 불안을 해소하고, 자신의 일상생활에서 이명을 잊고 지낼 수 있도록 하는 것도 중요하다.

이명에 도움이 되는 한방차

❶ 구기자차/구기자

매미소리나 금속성 기계음 등 고음의 이명이 있는 신허이명 환자에게 특히 좋습니다.

꾸준히 복용하면 잔병이 없어지고 고혈압에도 효과를 볼 수 있습니다.

❷ 산약 · 산수유차

산약과 산수유를 2:1 비율로 넣고 끓여서 수시로 마셔주세요. 이명을 비롯해 신경통, 산후풍, 빈혈, 거친 피부 등에 효과적입니다. 또한 감기 예방과 정력 증진, 식은땀에도 효과가 있습니다. 특히 산수유는 자양강장, 노화방지, 피로회복, 식욕증진, 보정 등의 효과가 있어서 신장기능이 약해졌거나 노인들의 귀울림 증상에도 효과가 있습니다.

❸ 여정자차

여정자 9~15g을 달여 하루 2~3회 마시면 좋습니다. 여정자는 예부터 음액을 보태는 약재로 알려져 있습니다. 이명과 신경쇠약증에 효과가 있고 성기능 감퇴를 다스리는 효과도 있어서 남성의 발기부전이나 소갈병, 변비 등에도 응용하면 좋은 효과를 기대할 수 있습니다.

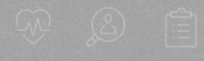

Part

2

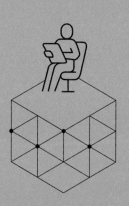

계절이 바뀔 때마다
곤혹스러운 계절성 질환

편도선염,
목이 붓고 너무 아파요

감기 · 수면무호흡증 · 인후벽농양 · 급성경부임파선염 · 급성후두기관염
급성중이염 · 급성유양돌기염 · 급성부비동염 · 급성부비강염 · 폐렴 · 기관지염
급성세균성심내막염 · 급성신장염 · 급성화농성관절염

Q ▸▸▸ 35세 남자입니다. 감기에 걸렸다 하면 목감기부터 걸리고 대개 열이 나면서 몸살도 겹칩니다. 병원에 가보면 편도선이 크다고 수술을 하는 것이 좋겠다고 합니다. 편도선을 제거해도 괜찮을지, 요즘엔 레이저를 써서 제거하는 방법도 있다고 하는데 어떤 방법으로 하는 것이 좋은지 알려주시면 감사하겠습니다.

Q ▸▸▸ 5세인 저희 아이는 감기를 거의 달고 삽니다. 인근 이비인후과 병원을 찾아가 보니 편도 수술을 해야 한다는데요. 또 소아과 병원에서는 그냥 놔두면 편도가 저절로 없어진다고 합니다. 어느 쪽을 따라야 하는 건지 혼란스럽습니다.

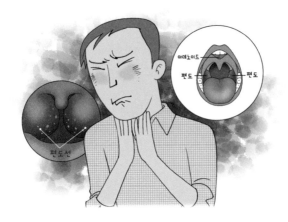

▸▸▸ 우리는 수많은 세균과 바이러스에 둘러싸인 채 살아간다. 많은 사람들이 이용하는 버스나 지하철뿐만 아니라 우리 집의 현관문, 수도꼭지, 컴퓨터 키보드, 휴대전화 등에는 세균과 바이러스들이 기생하고 있다. 이런 세균과 바이러스를 입과 코, 손을 통해 호흡하고 만지면서 살아가므로 이로 인해 감기, 편도선염 등 다양한 질병에 걸리게 된다.

입을 크게 벌리면 목젖 양쪽으로 완두콩만한 편도가 보인다. 편도선이란 구강 안쪽 인두의 경계에 있는 한 쌍의 타원형 융기로 정확하게는 '구개편도'를 말한다. 그밖에도 구개편도와 구조가 같은 것들이 설근의 점막에도 있는데 이를 설편도라 한다. 인두편도는 인두의 위쪽 벽에 있는 것으로 아데노이드라고도 한다. 넓적한 복숭아씨 모양이어서 현미경으로 보면 이 점막층에 면역체계인 림프구가 밀집되어 있는 것을 볼 수 있다.

편도선이 우리 몸속에서 하는 역할은 아직 정확히 밝혀지지는 않았으나, 면역계의 일부로 중요한 역할을 하는 것으로 알려져 있다. 목 안쪽에 자리 잡은 편도선은 입과 코를 통해 들어와 병을 일으킬 수 있는 세균 등의 외부물질을 방어하는 역할을 하며, 우리 몸의 최전방 파수꾼 역할을 한다. 한마디로 체내의 다른 부위로부터 구강, 목구멍, 부비강 등으로 감염이 퍼지지 않도록 우리 몸을 지켜 주는 것이다.

감기에 걸려 병원에 가면 의사들은 편도선이 부었는지 확인하기 위해 제일 먼저 입속을 들여다본다. 편도선이 붓는다는 것은 우리 몸이 세균과의 싸움을 벌이고 있다는 뜻이며 이는 다른 신체 기관에 대한 경고이기도 하다. 즉 우리 몸과 세균의 싸움을 알리는 시작이 바로 '편도선염'인 것이다.

편도선염이란 말 그대로 편도선에 염증이 생긴 것을 말한다. 주로 감기에 걸리거나 환절기에 과로 등의 이유로 많이 생긴다. 편도선염에 걸리게 되면 편도가 벌겋게 붓고 목이 심하게 아프고 고열이 나게 되며 음식물을 삼키기 힘들어지고 편도선에 곱이 끼어 입 냄새도 나게 된다.

| 급성 편도선염과 만성 편도선염은 어떻게 다를까 |

편도선염은 크게 급성 편도선염과 만성 편도선염으로 나눌 수 있다.

급성 편도선염은 구개 편도의 급성 염증으로 인한 편도선의 발적 (붉은 빛을 띠는 것)과 종창, 황백색의 반점 등이 생기는 단계이다. 바이러스에 의한 상기도 감염이나 세균의 2차 감염 또는 세균의 직접 감염이 편도에 발생하여 생기고 기후변화, 과로, 과음, 과식, 비강 및 부비동 수술 등에 의해서도 유발될 수 있다. 주로 환절기나 겨울철의 아동들, 시험 준비에 지친 중고생과 수험생, 사회생활에 시달리는 청년층에게 흔히 발생하며 발현 증상은 인두통과 연하통, 전신 권태 및 고열이 가장 많다. 그 외에 두통, 이통, 사지통, 인두 건조감을 호소하고 심하면 연하 곤란 및 연하통(침을 삼킬 때 느끼는 통증), 언어장애, 구강 악취를 보이기도 한다.

만성 편도선염은 계속되는 상기도 감염에 의해 구개 편도 및 인두 편도의 크기 증가에 따라 기계적 폐색과 귀나 코 등 주위의 장기에 악영향을 미치는 단계이다. 성인의 경우 만성 섬유성 편도선염이 편도선의 크기 위축을 보이기도 한다. 보통은 증상이 없거나 가벼운 인두통, 이물감, 기침 등이 나타난다. 그러나 급성화하여 심한 증상을 나타내거나 편도 비대가 심해지면 연하 곤란, 코 및 구강호흡의 장애를 일으킬 수 있고 여러 전신 감염의 근원지가 될 수 있다.

| 편도선염은 어떻게 치료할 수 있을까 |

편도선염의 일반적인 치료는 비수술적 치료와 수술적 치료로 나누어 볼 수 있다.

　비수술적 치료는 염증을 제거하고 증상 완화를 위한 적절한 보존적 치료를 시행하는 것이다. 필요하면 진통제를 투여하는데, 대부분의 경우 아세트아미노펜(acetaminophen) 제제나 아스피린 계열의 약물만으로도 충분하다. 세균성 편도염을 치료하기 위해서는 전신적인 항생제 치료가 필요하다. 페니실린(penicillin), 에리스로마이신(erythromycin), 테트라싸이클린(tetracycline) 등이 많이 사용되는데, 테트라싸이클린은 아이들에게 치아에 검게 착색을 일으키므로 사용에 주의가 필요하다. 사용량은 환자의 나이와 몸무게를 고려해서 정한다. 사용 전에 세균배양검사와 항생제 감수성검사를 실시하고, 항생제를 투여하기 시작했다면 7~10일간 충분히 써야 한다. 환자가 탈수증세를 보이거나 집에서 간호를 받지 못하는 경우가 아니면 입원은 필요하지 않다.

　수술적 치료로는 편도절제술이 있다. 편도절제술은 재발성 편도염에서 가장 흔히 시행되며 다른 치료법을 충분히 시도했음에도 불구하고 일 년에 3~4회 이상 편도염이 재발하는 경우에 편도절제술을 시행할 수 있다. 이런 경우 치료 효과가 좋다. 편도비대로 인하여 치아부정교합이 생기거나 안면골 발달의 장애가 생길 때에도 수술을 권할 수 있다. 항생제에 잘 반응하지 않는 편도주위농양이 생긴 경우도 수술의 대상이 되는데, 대부분 급성기를 피해서 수술을 시행한다. 수면무호흡증이 있는 환자에게는 구개수구개인두성형술과 함께 편도절제술을 시행하며, 편도절제술 단독으로도 기도폐색 증상이 호전되는 경우가 많다.

편도선과 아데노이드는 보통 4~6세가 지나면 퇴화되기 시작한다. 하지만 잦은 감염이 있거나 자극이 있는 경우는 사춘기 이후에도 큰 편도선을 보유하게 되기도 한다. 간혹 편도선이 작으면 문제가 되지 않으리라고 생각하는 사람이 종종 있다. 하지만 편도선은 크고 작은 것은 큰 상관이 없다. 단지 그것으로 인한 상기도 폐쇄나 코골이, 중이염, 부비동염을 유발하는 경우에 문제가 되는 것이다. 그리고 외부상으로 보이는 편도는 작아도 편도와 편도선이 위치하는 움푹 파인 부분에 깊이 파묻히는 형태도 많다. 또한 작아 보이는 편도선이라도 잦은 감염의 원인이 되는 경우에는 편도선 적출술을 시행하여 주는 것이 많은 도움이 된다.

편도선 적출술은 많은 장점이 있는 수술임에는 틀림없지만 가장 큰 문제점은 수술 부위의 통증이 심하고, 그 통증으로 인해서 식사가 불편하다는 점이다. 진통제로 많은 부분이 해결되지만 그래도 수술 부위의 진통은 완전히 상처가 치유되기까지 고통스러운 부분임에는 틀림이 없다. 수술 후의 통증은 소아의 경우는 대략 1주일, 성인의 경우는 2주일 정도 지속되며 수술 시 제거 범위에 따라 통증이 유지되는 기간이 조금 더 길어지기도 한다. 일단 수술을 하고 통증이 생기면 진통해열제를 복용하는 것이 보통이지만 사실 이 방법도 편도선수술의 또 다른 문제점인 출혈을 야기할 수 있기에 완전한 해결책이 되지 못한다.

가장 효과적인 방법은 식사 시 차갑고 부드러운 음식을 섭취하는 것으로 1주일 정도는 아이스크림이 통증을 감소시키는 데 도움을 준다. 그리고 국소 분무식 마취제도 좋은 방법이긴 하지만 효과가 단시간이고 구강의 다른 부위에도 감각 이상을 주는 단점이 있다. 충분한 영양섭취를 해서 빠른 회복을 추구하는 것이 중요하므로 식사 시 진통이 있다고 하더라도 꼭 챙기는 것이 좋다.

| 편도선염, 합병증에 유의해야 한다 |

위 사례의 35세 남성의 경우, 한 해에 여러 번 심한 목감기 증세가 나타나 편도가 붓고 열이 나서 생활에 지장이 있을 정도로 불편하다면 편도 수술이 고려되어야 한다. 자꾸 재발하는 만성 편도염의 경우 편도의 정상적인 작용인 방어작용, 즉 외부로부터의 균 침입을 막아주는 1차적인 방어진으로의 기능은 거의 없어지고 오히려 균의 보균소 역할을 해서 몸 상태가 안 좋을 때마다 목감기를 재발시키는 역할을 하기 때문이다.

편도선이 붓는 것을 일반인들이 피부에 작은 종기를 생각하듯이 대수롭지 않게 생각하는데 그렇지는 않다. 편도선이 불편하다는 생각이 들면 꼭 치료를 받고 혹시 합병증으로 생각되는 증상이 있으면 꼭 진찰을 받아야 한다.

편도선은 상인두근육으로 둘러싸여 있고 이 근육의 외부에는 부인두강이라는 공간이 있다. 이 공간은 두개저부에서부터 하악골까지 연결되어 있으며 주변의 작은 여러 공간과 접해 있다. 이런 주변의 공간은 상부로는 두개저부, 아래로는 심장, 폐 및 종격동이라는 공간까지 연결되어 있다. 편도선에 염증이 생긴 후 합병증이 생기면 위험한 것은 이런 해부학적인 관계 때문이다. 편도선의 합병증 증상은 일반적인 감기처럼 편도선을 앓다가 고열을 동반하면서 입을 벌리기 힘들어지는 경우에 의심해 볼 수 있다. 이러한 증상은 이미 부인두강의 공간을 넘어서까지 염증이 퍼졌고 충분히 위험한 상황이 될 수 있다. 더 심한 경우에는 목 외부로 부어오르며 목의 피부를 촉진 시에 통증이 있기도 하며 호흡곤란, 흉통이 생기기도 한다. 특히 구강위생 상태가 나쁜 사람, 당뇨병, 면역질환, 신생아나 유아, 충치가 평소에 심하게 있는 사람의 경우 특히 합병증이 발생할 가능성이 높기 때문에 진료를 받아야 한다.

편도선염을 자꾸 앓게 되거나 적절하게 치료하지 못하면 만성화하여 편도선이 비대해져, 코를 골고 수면무호흡증도 동반하게 된다. 하지만 편도선은 임파조직의 하나로 몸 밖에서 들어오는 것을 막는 1차 관문이므로 편도선을 잘라낼 것을 먼저 생각하기보다 내부 장기의 이상을 살펴 조절해 주는 것이 더 좋다. 염증이 심해져서 편도 주위나 인후벽에 농양이 생기기도 하며, 급성 경부 임파선염, 급성 후두기관염, 급성 중이염, 급성 유양돌기염, 급성 부비동염, 급성 부비강염, 폐렴, 기관지염 등의 합병증을 일으킬 수도 있다. 더 진행되면 신체 내의 다른 곳으로 파급되어 급성 세균성 심내막염 및 급성 신장염, 급성 화농성 관절염 등 심각한 전신 질환을 유발하기도 한다. 따라서 편도선염이 악화되기 전에 신속하고 근본적인 치료를 해야 한다. 편도선염은 일단 초기에 적절한 치료를 받으면 수일 내에 치료가 되지만, 이를 간과하여 계속 무리한 활동을 하거나 치료 없이 지내다 보면 만성화는 물론 신장염, 심장내막염, 중이염, 패혈증 등을 유발할 수 있다. 편도선염은 흔한 질환임에 틀림없지만 생명을 위협할 수 있는 가능성이 충분히 있는 질환임을 꼭 염두에 두어야 한다.

| 편도선염, 한약과 침으로 관리하기 |

한방에서는 편도선염이 한약과 침으로 치료가 가능하다고 본다. 특히 몸이 많이 피곤하고 신경을 써서 면역력이 극도로 약해지면 잘 낫지 않기 때문에, 이런 경우 항생제를 쓰면 목은 가라앉지만 재발하거나 회복하는데 상당한 시일을 요하는 경우가 많다. 충분한 안정과 수분 섭취, 부드러운 음식을 취하게 하고 구강 내 위생 청결을 위해 자주 구강 세척을 실시하면 좋은 예후를 볼 수 있다. 더불어 약물치료를 병행하여 적절한 항생제 및 해열제, 진통제 등을 투여하여 염증 완화 및 발열과 통증, 인후의 불쾌감을 덜어 주면 큰 도움이 될 것이다.

편도선염도 다른 질환처럼 치료만큼 예방이 중요하다. 편도선염을 예방하기 위해서는 무리한 활동을 피하고 적절한 휴식과 함께 실내 온도와 습도의 조절, 과음과 과식 등을 피하는 것이 필수이다. 또한 무엇보다도 평소에 구강 위생을 청결히 하고 금연과 금주 및 규칙적인 운동, 영양 관리 및 잦은 수분섭취를 통한 건강관리와 긍정적인 사회생활을 유지하여야 한다.

　편도선염을 예방하는 방법을 몇 가지 덧붙여 조언하자면, 우선 편도선은 폐에 속하는 기관이므로 폐기능 강화를 위해 등산을 하면 좋다. 산에 올라가서 맑은 공기를 폐 안에 가득 채워주는 것이다. 또한 편도선염에 걸리지 않으려면 감기에 걸리지 않는 것이 중요하다. 때문에 외출 후 반드시 손을 씻는 습관을 들여야 한다. 양치질을 자주 하는 것도 좋다. 편도선염을 자주 앓는다면 양치질 후에 소금물로 씻어내는 것이 좋다. 그리고 편도선은 온도와 습도에 민감하기 때문에 바깥과 실내의 온도가 지나치게 차이 나지 않도록 하고 건조한 날씨에는 가습기를 사용해서 50% 적정 습도를 유지하는 것이 좋다.

tip 편도선염을 완화시키기 위해
가정에서 실천할 수 있는 식이요법

❶ 도라지와 감초 달인 물

가정에서 편도선 치료를 위해 사용할 수 있는 가장 좋은 방법은 도라지와 감초를 같은 양으로 달여서 자주 마시고 가글을 해주는 것입니다. 도라지와 감초는 목 부위의 열을 내리고 기를 소통시켜 주는 작용을 할 수 있기 때문에 한방에서도 목의 통증을 치료하는 데는 이 두 가지를 많이 이용해 왔습니다.

❷ 소금물로 가글

만성적인 편도선염의 치료법인 양치질 후에 소금물을 이용한 가글이 급성적인 편도선염을 예방하는 방법이 될 수 있습니다.

❸ 멸치 콩나물국

편도선의 치료는 편도선의 염증도 문제가 되지만 감기를 치료하고 위장을 바로잡는 것이 꼭 필요합니다. 멸치를 넣고 콩나물국을 끓여 그 물을 먹으면 좀 도움이 됩니다. 콩나물이 순하게 해열을 하고, 멸치는 생선이라 육류에 비해 위장에 부담 없는 영양이 되기 때문입니다.

❹ 금귤

신맛이 강한 다른 과일에 비해 껍질 쪽에 단맛이 있는 것이 금귤입니다. 금귤은 껍질까지 먹을 수 있어서 영양이 풍부하고 비타민A, B1, B2, C와 칼슘이 포함되어 있는데, 비타민 C와 칼슘은 목의 염증을 진정시켜 줍니다. 맛이 시기 때문에 날것으로 먹기 어려운 사람은 설탕 찜으로 해서 먹거나, 더운물을 타서 먹어도 좋습니다. 잎도 약효가 있으므로 달여서 복용하면 좋습니다.

❺ 그 밖에
- 사과를 즙 내어 계속하여 마셔줍니다.
- 생쑥이나 약쑥을 물에 불려 즙을 내어 마셔줍니다.
- 말린 미역을 가루로 만들어 물에 타서 차처럼 마셔줍니다.
- 알로에 잎을 즙 내어 마시면 통증과 부기가 가라앉는데 도움이 됩니다.

02

지긋지긋한 비염 때문에
일상생활이 힘들어요!

알레르기성 비염 · 만성부비강염 · 비후성 비염 · 축농증 · 물혹

Q ▸▸▸ 저는 30대 남성입니다. 20대 때는 전혀 모르고 지냈는데 나이가 들수록 몸이 나빠지는 것을 느끼고 있습니다. 특히 콧물이 계속 흐르는 증상이 있는데요. 그것 때문에 머리가 무겁고 때로는 아프기까지 합니다. 처음에는 그냥 감기려니 하고 넘기려 했는데 어느새 1년이 넘도록 계속되고 있습니다. 이런 증상 때문에 사회생활에도 큰 지장을 겪고 있고요. 무엇보다 현재 실직한 상태라 정신적으로 많은 스트레스를 받고 있는 상태인데 몸까지 이러니 사는 게 무의미하다는 생각까지 들곤 합니다. 정말이지 코의 이상만 치유돼도 살 것 같습니다. 지난 1년 동안 수많은 병원을 찾아가 양방으로 치료를 시도해 봤지만 효과가 없었습니다. 한방에서는 이런 제 증상을 고칠 수 있는 방법이 있을까요?

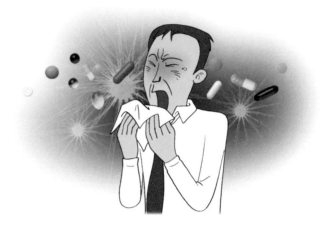

Q ▶▶▶ 저는 30대 여자입니다. 아주 어린 시절부터 비염을 달고 살았습니다. 어릴 때야 아무것도 몰랐기에 그러려니 하고 넘겨왔는데요. 성인이 되고 나이가 들어가다 보니 이게 심각한 일임을 느낍니다. 다른 것보다도 시간이 흐를수록 이 비염이 참기 힘들게 느껴져 너무 고통스럽습니다. 날이 조금만 추워지면 콧물이 시도 때도 없이 줄줄 흘러나와 곤란한 상황을 겪게 되는 일이 하루 이틀이 아닙니다. 제대로 된 치료나 관리를 좀 받고 싶은데요. 한의원에서는 어떤 방법으로 치료를 하나요? 또 비염 관리방법이라고 할 만한 게 있을까요?

▶▶▶ 한방에서는 코를 분석할 때 해부학적인 측면과 기능적인 측면, 두 가지 관점으로 분석한다. 해부학적인 측면에서 코는 중앙토(中央土)에 있으므로 비위(脾胃)에 속하며, 기능적인 측면으로 보았을 때는 폐(肺)에 속한다고 보는 것이다. 콧병의 종류는 우리가 잘 아는 축농증(蓄膿症)부터 시작해 알레르기성 비염(鼻炎), 비색증(鼻塞症), 비창(鼻瘡), 비후성 비염(鼻厚性鼻炎), 비중격만곡증(鼻中隔彎曲症), 만성부비강염(慢性副鼻腔炎) 등 매우 다양하다. 그리고 이런 여러 가지 콧병 중에서도 알레르기성 비염과 만성부비강염, 비후성 비염, 축농증이 과거보다 유독 높은 발병률을 보이고 있다. 그렇다면 유독 이 4가지 질병의 발병률이 높아지게 된 이유는 무엇일까?

비염은 왜 이렇게 자주, 많은 사람에게 생기는 걸까

첫 번째 이유는 바로 대기환경의 오염이다. 밀폐되고 건조한 주거공간과 오염된 탁한 공기가 폐와 기관지 기능을 저하시키는 것이 큰 원인이 된다. 두 번째 이유는 인스턴트식품 및 가공식품으로 이루어지는 식생활이다. 부적절한 식생활이 비위의 기능을 약화시키면 이는 면역력의 저하로 이어진다. 이 때문에 위와 같은 질병이 보다 쉽게 발병하게 되는 셈이다. 또한 대장에 생기는 이상으로도 발병하곤 하는데, 이는 폐와 대장이 매우 밀접한 관계를 맺고 있기 때문이다. 대장에서 숙변, 가스, 노폐물이 축적되면 이것이 폐기능의 약화로 이어지고, 폐기능의 약화는 곧 비질환을 야기하게 된다.

　우리나라 사람들에게 매우 흔하게 발병하여 이비인후과를 찾게 만드는 질병 중 하나가 바로 물혹이다. 이 물혹의 경우, 코 알레르기가 있거나 코 안에서 감염증을 앓았던 것이 발병의 원인이다. 때로는 코벽이 휘어진 질환 때문에도 생기곤 한다. 물혹이 생기게 되면 콧구멍 중앙에 작은 콩알 정도 크기의 덩어리가 생긴다. 그러면 정상상태인 쪽의 코가 막힐 시, 전혀 숨을 쉴 수 없게 되며 일상에서 대화를 나눌 때도 코맹맹이 소리가 나게 된다. 이뿐만 아니라 콧속이 환기가 잘 되지 않아 축농증이 유발되기도 한다. 무엇보다 이 물혹이 곤혹스러운 이유는 약물로 치료가 어렵기 때문이다.

　따라서 물혹을 치료하려면 수술을 해야만 하는데, 이 수술 방법에는 내시경과 수술 현미경, 두 가지 방법이 있다. 혹의 크기가 작을 때는 코내시경 수술이 효과적이며, 크기가 클 때는 현미경 수술이 좀 더 좋은 결과를 낸다. 물혹의 경우, 수술한다고 곧장 안심해서는 안 된다. 재발의 주요 원인에 대한 관리가 필요하기에 수술 후에도 3주가량 병원에 다니며 치료를 받아야 재발확률을 줄일 수 있다. 많은 환자들이 물혹과 헷갈리는 것이 유두종인데, 유두종은 바이러스에 의해 생기는 질병으로 주로 한쪽 콧구멍에만 생긴다. 유두종은 제대로 치료하지 않으면 암으로 발전할 확률이 3~5%나 되므로 꼭 수술을 받아야만 한다. 재발률 역시 높기에 반드시 전문가의 집도하에 수술을 받는 것이 좋다.

물혹만큼 이비인후과를 찾게 만드는 질병은 바로 알레르기성 비염이다. 알레르기성 비염은 코에 나타나는 천식으로 알려져 있다. 즉 천식처럼 기관지에서 알레르기 반응이 일어나는 것이 아니라 알레르기성 비염의 경우 이 반응이 코의 점막에서 발생해 생긴다고 보면 된다. 알레르기성 비염은 계절적으로는 꽃가루나 곰팡이가 원인이 되며, 이 외에도 집먼지나 동물의 털 같은 일상 호흡물질이 원인이 되기도 한다. 앞선 물혹이나 유두종과 마찬가지로 알레르기성 비염도 짧은 기간 내에 완치가 되기는 어렵다. 따라서 수개월 이상의 치료 기간을 요하니 한의사 및 의사와 상담하여 좀 더 올바른 한약 투여와 침치료, 수술, 이후 치료를 받기를 권한다.

알아두면 좋은 비(鼻)질환 관리법

비질환에 대한 예방과 증상의 호전, 그리고 재발방지를 위해서 가장 중요한 것은 신체기능의 정상화입니다. 무엇보다 비질환에 직접적으로 영향을 미치는 폐, 비위 그리고 대장의 기능이 중요한데요. 그렇다면 이 기능들을 위해 할 수 있는, 비질환 관리법은 무엇일까요? 아래 5가지 관리법을 참조하여 비질환을 방지하고 증상을 호전시켜 봅시다.

❶ 맑은 공기를 많이 쐬고 적절한 습도를 유지하기
❷ 인스턴트식품, 가공식품, 조미료 등의 섭취를 최대한 줄이기
❸ 술, 육류의 섭취를 주 1회~2회 내로 줄이기. 담배 끊기
❹ 저녁은 소식하고 잠자리에 들기 2시간 전에는 음식을 섭취하지 않기
❺ 적절한 운동을 통해 땀을 배출시키기

기침이 너무 잦아요,
혹시 다른 질병이 있는 걸까요?

객혈·식도염·기관지염·인후염·폐렴·천식·구토·설사·위장장애

Q ▸▸▸ 저는 40대 후반 여성입니다. 심한 기침으로 병원에 갔다가 편도가 부어 있다는 진단을 받고 약을 처방받았습니다. 그러나 약 복용을 시작한 지 일주일이 지났음에도 기침이 나아지지 않고 잦은 속쓰림과 울렁거림에 시달리고 있습니다. 저는 고질병으로 위염이 있어 독한 약을 처방받은 탓에 위장이 상한 건 아닌가 싶은데요. 그렇다고 약을 끊자니 기침이 더 심해지는 건 아닐까 걱정이 됩니다. 한방에서 위에 무리를 주지 않으면서 기침도 나아지게 할 수 있는 처방을 받을 수는 없을까요? 양약을 먹어서 쓰린 속은 한약도 마찬가지일지 아니면 제가 원하는 처방을 받을 수 있을지 궁금합니다.

Q ▸▸▸ 저는 30대 초반의 남성입니다. 한 달 넘게 기침과 가래에 시달리고 있습니다. 무엇보다 힘든 건 가래(색이 노랗지는 않습니다)가 끼는 건데요. 여러 병원을 찾아가 엑스레이 검사도 받아보고 CT촬영도 해보았지만 폐에도 이상이 없고 천식이나 결핵이 의심되는 것도 아니라고 합니다. 현재, 별수 없이 이비인후과에서 기침과 가래약을 처방받고 있는데요. 증상이 전혀 호전될 기미가 보이지 않아 많이 답답합니다. 양방에서 원인을 찾을 수 없는 기침이나 가래의 원인을 한방에서는 찾을 수 있을까요?

▸▸▸ 기침은 누구에게나 나타날 수 있는 매우 흔한 증상이지만 기침이 우리에게 주는 피해는 단순히 그 증상만이 아니다. 기침이 계속될 경우 우리는 '혹시 내 몸에 다른 병이 있는 건 아닌가?' 하는 불안한 마음을 갖게 되기 때문이다. 많은 병이 부수적인 증상으로 기침을 동반한다는 것을 우리는 잘 알고 있다. 그렇다면 한방에서는 기침에 대해 어떻게 정의하고 있을까?

한방에서는 기침을 3가지 종류로 나누고 있다. 해(咳)와 수(嗽), 그리고 두 가지가 모두 있는 해수(咳嗽)가 그것이다. 해의 경우, 가래는 나오지 않고 소리만 있는 것을 말하는데, 이는 곧 폐기가 상했기 때문이다. 수는 해와 반대로 소리는 없는데 가래가 있는 것이다. 수의 경우 비(脾)의 습기가 떠올라서 가래가 생기는 경우다. 마지막 해수는 말했다시피 기침도 있고 가래도 있는 것이다. 기본적으로 기침

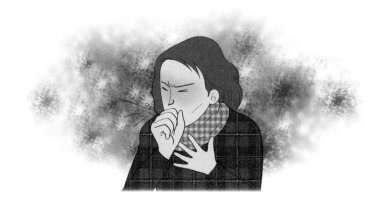

은 우리 몸의 방어작용이다. 가스나 세균과 같은 해로운 물질이 기도로 들어가는 것을 막기 위해 일어나는 증상인 것이다. 또한 기침은 이러한 나쁜 물질들을 밖으로 배출시키기 위한 작용이기도 하다.

| 기침은 우리 몸의 질병을 예고하는 신호등이다 |

기침은 환절기만 되면 많은 사람들에게 찾아오곤 한다. 즉 일교차가 커질수록 보다 많은 사람으로부터 나타난다는 점이다. 한두 번 하고 그친다면 괜찮지만 3주 이상 기침이 지속되거나 잦은 기침을 겪는다면 이는 사소하게 넘겨선 안 된다. 기침은 우리 몸의 병을 예고하는 신호등과 같기 때문이다. 그렇다면 날씨와 기침에 어떤 관계가 있기에 환절기면 더 자주 나타나는 걸까?

우리 몸의 기관지 조직이 정상적으로 작동하기 위해서는 적당한 기온이 유지되어야 한다. 그러나 차가운 공기를 맞게 되면 이 기관지가 억압을 받아 수축된다. 이 때문에 숨을 들이쉬고 내쉬는 통로가 좁아지게 되어 숨쉬기가 힘들어지고, 그렇게 오그라든 기관지를 펼치기 위해 몸이 애를 쓰다 보면 기침으로 나오게 되는 것이다. 갑자기 기온 차가 커지는 가을에 습기로 인해 기관지가 상하게 되면 겨울에 심한 기침으로 번지는 경우가 많다. 이런 경우 모과차나 오미자차 그리고 생강차를 마시면 증상이 호전될 수 있다. 기침으로 인한 괴로움을 호소하는 사람들을 보면 날씨 외에도 밤과 새벽 사이에 특히 기침이 심해진다는 말을 들을 수 있다. 왜 그런 걸까? 간단하다. 잠자리에 눕게 되면 기관지가 압박을 받기 때문이다. 중력의 영향으로 가래 배출이 어려워져 기침 증상이 심해지는 것이다. 이 외에도 휴식을 취해야 할 위장이 계속 활동을 하면 폐의 기운을 빼앗아 기침이 나오기도 하며, 몸이 찬 체질의 사람의 경우에는 밤이나 새벽에는 상대적으로 기온이 내려가기에 기침이 나오게 되기도 한다. 이 외에도 많은 이들이 황사나 미세먼지로 인해 과거보다 잦은 기침이 나는 것은 아닌지 문의를 하고는 하는데 이는 사실이다. 황사와 미세먼지의 경우, 단순히 기침만 유발하는 것이 아니라 이물질로 인해 호흡기 질환은 물론이고 피부나 눈에 알레르기질환까지 일어나게 만든다. 기침을 유발하는 원인은 여기서 그치지 않는다. 한방에서는 기침의 원인을 총 7가지 정도로 보고 있는데, 간략하게 이야기하자면 아래와 같다.

❶ 풍한의 나쁜 기운(찬바람)에 몸을 상한 경우

❷ 체력이 저하되거나 기가 허해지는 등 원기가 약해진 경우

❸ 비위가 허약한 경우

❹ 차가운 체질의 사람이 찬 음식을 많이 먹은 경우

❺ 계절 적응력이 떨어져 비염이나 축농증, 알레르기, 기관지에 염증이 생긴 경우

❻ 감기에 걸렸거나 급성 기관지염이 만성 기관지염으로 발전된 경우

❼ 오랫동안 먼지나 매연을 마셨거나 직업적으로 공기가 탁한 곳에서 일을 하는 경우

그렇다면 어떤 기침은 일시적으로 나타났다가 사라지고, 또 어떤 기침은 다른 증상 없이 오랜 시간 지속되는 이유는 무엇일까? 조금 더 쉽게 말하자면 '일반적인 기침'과 '병을 동반한 기침'을 구별할 수 있는 방법은 무엇일까? 일반 기침의 경우, 이물질이나 오염된 공기로 인해 일어나기에 폐의 방어기전으로 일어난다. 그러므로 이런 기침은 한두 번 나오면 끝난다. 그러나 병을 동반한 기침의 경우는 다르다. 한두 번이 아니라 연속적으로 기침이 일어나고 기침을 할 때 개결(풀어진) 가래가 나온다. 또한 발열 증상이나 쉰 목소리, 휘파람 소리, 색색거림(천식성 기침), 그르륵거림 등의 증상이 동반된다. 따라서 이러한 증상들이 기침과 함께 계속되거나 3주 이상 기침 증상이 지속된다면, 이는 곧 병을 동반한 기침으로 보아야 한다. 따라서 별

다른 동반 증상이 없다 하여 기침 증상을 방치했다가는 객혈, 식도염, 기관지염, 인후염, 폐렴, 천식, 구토증상, 설사 그리고 위장장애 등 2차 세균감염이 올 수 있으니 가볍게 여기지 않길 바란다.

기침 다스리기

한방에서 가벼운 기침은 침이나 약물, 거담, 보음(음기를 보함), 그리고 보기혈(기와 혈을 보함)로 치료를 한다. 그러나 질병을 동반한 기침의 경우에는 단순한 처방으로는 치유가 될 수 없기에 그 원인을 치료하는 것을 우선시한다. 한방에서 기침과 관련된 질병을 치료할 때 추천하는 것은 바로 차(茶)다. 가정에서 길경(도라지)이나 오미자, 생강, 비파, 무, 배, 수세미 등으로 끓인 차를 마시면 이는 기침과 그 질병을 치료하는 데에 큰 도움을 준다. 무나 배 그리고 은행을 섭취하는 것 역시 기침 증상을 완화시키고 예방하는 데에 효과를 보인다. 또한 기침을 하면 수분을 뺏기게 되므로 적당한 습도를 유지해 기도점막이 건조하지 않게 유지하는 것도 중요하다.

반대로 술이나 담배, 기름진 동물성지방, 설탕, 아이스크림과 같은 냉한 음식은 기침으로 고생하는 중이라면 반드시 피해야 한다. 기침으로 고생하는 사람들의 경우 조심해야 할 것은 음식만이 아닌데, 운동 역시 거친 운동은 피하는 것이 좋다. 기침이나 질병이 낫기까지는 명상이나 스트레칭 그리고 천천히 숨을 들이마시고 내쉬는 호흡법으로 운동을 대신하길 권한다.

　기침의 경우 치료도 중요하지만 기침이 날 때 어떻게 하느냐도 매우 중요하다. 기침이 난다고 해서 심하게 하면 목이 상한다며 기침을 참는 사람이 있는가 하면 억지로 더 크게 해서 가래를 뱉는 사람도 있는데, 이는 두 경우 모두 좋은 방법은 아니다. 기침을 참을 경우 나쁜 물질과 가래를 배출하지 못해 염증이 지속되어 합병증을 유발할 수 있다. 반대로 억지로 기침을 크게 하면 인후두에 손상이 올 수 있다. 그러니 기침이 나오면 자연스럽게 하는 수준으로 증상을 넘겨내는 것이 최선의 방법이다. 직장인의 경우 잦은 기침으로 업무에 지장을 겪고는 하는데, 이때 추천하고자 하는 방법은 따뜻한 물을 마시는 것이다. 목에 따스한 수분을 충분히 공급해 주고 목을 따뜻하게 해주면 일시적으로나마 기침을 멈추게 할 수 있다. 또한 금연, 적당한 온도와 습도 조절, 코 잡아주기와 같은 방법 역시 기침을 일시적으로나마 잡아줄 수 있다.

기침소리로 판단할 수 있는 질병들

한방에서는 기침 소리를 통해 환자가 어떤 질병에 걸려 있는지를 판단하기도 합니다. 이는 그만큼 기침소리나 형태가 질병을 분별할 수 있는 신호 역할을 하기 때문입니다. 아래 6가지 기침의 경우, 기침을 하다 숨이 가빠지거나 늘어지면 호흡곤란이 일어나 응급실에 가야 할 수 있으므로 매우 주의해야 합니다.

❶ 마른기침 = 비염, 호흡기, 알레르기
❷ 컹컹 하고 개가 짖는 것처럼 나는 기침 = 급성후두염
❸ 켕켕 하고 개가 짖는 것처럼 나는 기침 = 편도선염
❹ 한번 나오면 멈추지 않고 계속되는 기침 = 기관지염
❺ 목이 쉬고 아픈 기침 = 유독가스, 담배 연기
❻ 경련성 마른기침 또는 가래로 인해 고통스러운 기침 = 기관지 천식

건조한 계절이면
더 심해지는 하얀 각질, 건선 때문에
고통스러워요

마른버짐 · 아토피

Q ▸▸▸ 30대 후반 남자입니다. 언제부터인가 팔과 다리에 하얀 각질이 생기고 뱀의 비늘처럼 피부가 갈라지면서 보기 흉하게 되었습니다. 가끔 간지러울 때도 있지만 대체로 심하게 못 참을 정도로 간지럽지는 않은데 가을만 되면 이런 증세가 심해져서 겨울까지 이어집니다. 다행히 긴 옷들을 입는 계절이지만 그래도 깨끗하게 씻지 않은 것처럼 보여질까 봐 걱정이 되기도 합니다. 간지러움이 있을 때는 스테로이드 연고를 처방받아 발라보기도 했는데 증상이 나아졌다가 심해졌다가를 반복하면서 계속되니 너무 괴롭습니다. 저의 이런 증상은 아토피일까요? 건선일까요? 또 어떻게 하면 치료할 수 있을까요?

Q ▶▶▶ 출산 후 아기를 키우고 있는 30대 초반 여자입니다. 건선 증상이 너무 심해 힘들 때는 연고를 바르기도 하는데요. 몸 상태에 따라 그런 것인지 날씨에 따라 그런 것인지 건선이 심해졌다가 좋아졌다가를 반복하고 있습니다. 건선은 전염되지 않는다고 듣기는 했지만 혹시 저의 건선 증상이 아이에게 나쁜 영향을 주지는 않을지 너무 걱정이 됩니다. 그리고 아기에게 모유수유를 해도 되는지 궁금합니다.

▶▶▶ 많은 사람들이 푸른 하늘과 쾌적한 날씨가 계속되는 계절인 가을을 좋아한다. 하지만 가을이 오는 것이 두려운 사람들도 있다. 가을이 되면서 건조함 때문에 몸에 하얀 각질이 생기는 건선 환자들이다. 가을철에는 공기가 건조해지고 일조량이 감소해 건선 환자가 증가한다. 건선 환자들은 가을철에 각질이나 발진, 가려움증 등 증상이 악화되기 때문에 가을이 오는 것이 그리 반갑지 않다.

몸에 하얀 각질이 생기면 건선을 의심해 볼 수 있다. 건선(乾癬)은 '마른버짐'이라는 뜻으로, 병명 자체에 건조함의 뜻을 내포하고 있다. 습도가 높고 자외선의 살균력이 강한 여름철에는 많은 건선 환자들의 증상이 호전된다. 그러다가 건조해지는 가을, 겨울로 넘어가며 악화 양상을 보인다. 실제로 건조하고 추운 기후의 북유럽, 러시아 지방에 건선 환자가 많고 고온다습한 기후의 지역에서는 건선 환자가 별로 없다.

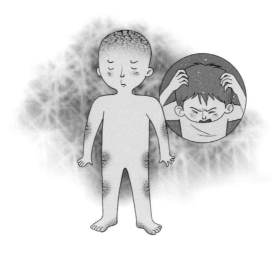

　건선 자체는 피부의 질환이지만 우리 몸의 면역상태와 매우 밀접한 관련이 있다. 감기에 걸리면 인체의 면역력이 크게 저하되어 바이러스가 건선의 피부 상태를 심각하게 악화시킨다. 환절기는 기후변화가 크고 감기나 바이러스 질환이 심해지는 시기이다. 그래서 더욱 각별히 몸의 건강관리에 신경을 써야 한다.

| 건선과 일반 피부병 구별하기 |

건선이란 은백색 각질이 겹겹이 쌓이고 작은 좁쌀 같은 발진이나 딱지, 고름 등이 팔다리의 바깥쪽, 팔꿈치, 무릎 등에 생기는 난치성 피부질환을 말한다. 건선은 팔꿈치, 무릎, 엉덩이, 두피, 손발바닥의 피부와 손톱, 발톱에 자주 발생한다. 몸통이나 얼굴, 머리에도 증

상이 생길 수 있으며 심한 비듬 같아 보이기도 한다. 건선은 인구의 1~3% 정도 나타나며 10~30대 사이에 발병하는 경우가 많다. 주로 20대 전후의 나이에 많이 발생한다.

계절적으로 대개 늦가을이나 겨울에 처음 생기는 경우가 많으며, 이때 가벼운 건선 증상이 크게 악화되기도 한다. 햇빛을 쬐면 호전되기도 하지만 스트레스를 받으면 악화되는 경우가 많다.

건선은 위와 같은 임상적인 양상으로 진단이 내려지는 경우도 많으나 질병 초기에 확진을 위해 조직검사를 시행하여 확진하는 경우도 적지 않다. 그리고 조직검사는 건선의 확진뿐만 아니라 병의 진행 정도를 짐작하게 하며 건선과 비슷하게 보이는 다른 피부병과 감별하기 위해서도 필요하다.

건선은 수많은 피부병 중 만성 피부병의 대표적 질환으로 크기와 모양, 발병 부위에 따라 아래와 같이 분류할 수 있다.

1. 판상형 건선
- 가장 흔한 유형의 건선으로 건선 환자의 80~90%에게 나타난다.
- 경계가 분명한 붉은색 판 모양의 형태로 은백색 비늘로 덮여 있다.
- 주로 팔꿈치, 무릎, 엉덩이, 두피에 흔히 발생된다.

2. 물방울 모양 건선
- 감기, 편도선염, 인후염 등 상기도 감염, 피부 손상 후 유발되기도

한다.

- 0.5~1.5cm 크기의 작은 물방울 모양의 붉은 발진이 나타난다.
- 어린이와 청년기에 흔히 발생된다.

3. 농포성 건선

- 성인에게 드물게 나타나는 형태이다.
- 피부에 농포(고름)가 나타난다.
- 손, 발바닥과 같이 특정 부위에 나타나는 국소성 농포성 건선과 전신에 나타나는 전신성 농포성 건선으로 나눌 수 있다.
- 급성 전신성 농포성 건선의 경우 오한, 고열, 관절통 등의 증상이 나타나 입원이 필요한 경우도 있다.

4. 홍피성 건선

- 전신에 나타나며 피부가 붉어지는 것이 특징이다.
- 피부박리, 가려움, 통증이 나타나며 인설이 심할 경우 박탈성 건선이라고 부르기도 한다.

5. 간찰부 건선

- 겨드랑이와 사타구니, 가슴 아래와 같이 피부가 겹치는 부위에 건선이 발생하는 경우로 드물게 나타난다.
- 연하고 부드러운 피부가 접히는 부위에 주로 나타나며 마찰에 의한 피부 자극이 건선을 악화시킬 수 있다.
- 과체중인 사람에게서 발생하는 경우가 있다.

건선은 무릎과 팔꿈치에 가장 많이 생기며 엉덩이나 머리 피부에도 흔히 나타난다. 이런 피부 부위는 건선이 가장 먼저 생기는 부위이기도 하다. 그다음으로 팔, 다리 및 다른 몸의 부위에 생기며 이어서 손, 발 등에 생긴다. 30~50%의 건선 환자에서 피부 외에 손발톱에 변화가 발생할 수 있다. 손톱에 작은 함몰들이 발생하는 조갑함몰이 가장 흔한 증상이며, 농포성 건선일 때는 손발톱이 완전히 빠지는 경우도 있다.

| 건선은 왜 생기는 걸까 |

건선의 원인은 의학적으로 완벽하게 밝혀져 있지는 않지만 피부에 있는 면역세포인 T세포의 활동성이 증가하여 그 결과 분비된 면역물질이 피부의 각질세포를 자극하여 각질세포의 과다한 증식과 염증을 일으키는 것으로 보고 있다. 가족 중에 같은 건선을 앓는 사람이 여럿 있는 경우처럼 유전적인 요인에 의해 생기는 경우도 있고, 어린이가 목감기를 앓고 난 후에 건선이 생기는 경우처럼 면역학적인 요인이 있을 수 있다. 또한 건선을 악화하거나 유발하는 인자로 인해 발병하는 경우도 있는데 건선 병변이 없던 정상 부위에 상처를 입으면 그 자리에 건선 병변이 생길 수 있다. 건조한 기후나 피부, 스트레스, 고혈압약이나 리튬 성분의 항우울약제에 의해 악화될 수도 있다. 특정 음식 때문에 건선이 생기지는 않지만 서구화된 식습관, 환경,

스트레스 등 환자의 개인생활과 관련된 환경적 요인의 복합작용 등도 건선을 유발할 수 있다고 한다.

최근에는 유전적인 소인이 있는 사람들에게서 개인의 생활과 환경적인 요인이 복합적으로 작용하여 부적절한 면역 반응으로 인해 건선이 생긴다고 하기도 한다. 건선을 유발하거나 일시적으로 악화시킬 수 있는 한 요인으로 세균 감염이 있기는 하지만, 대개의 만성 건선은 세균·바이러스와의 관련성이 적다. 따라서 위의 사례자처럼 혹시 모유 수유를 하면서 아이에게 건선이 옮거나 영향을 미치지는 않을까 하고 걱정할 필요는 없다.

다만 약을 복용하고 있는 중이라면 다를 수 있다. 대개 사용하는 스테로이드 연고나 로션은 모유 수유 중에도 큰 문제를 일으키지 않는다. 하지만 먹는 약으로 건선을 치료하는 경우에는 모유 수유를 통해 약성분이 아이에게 전달될 수 있다. 현재 사용되고 있는 대부분의 먹는 약은 태아의 안전성이 검증되지 않았거나 아이에게 위험하다고 알려져 있다. 따라서 약을 복용하고 있다면 반드시 본인이 먹고 있는 약이 모유 수유 시에도 안전한지를 확인해야 한다.

아직까지는 건선을 일으키는 유전자가 밝혀져 있지 않은 실정이며, 아마도 여러 유전자가 복합적으로 관여할 것으로 보고 있다. 그리고 이런 유전적인 차이 외에도 여러 환경 인자가 함께 작용할 때 건선이 생긴다. 따라서 부모가 건선이 있다고 해서 아이가 100% 건선에 걸린다거나 어느 정도의 확률로 건선이 생길 수 있다고 예측하기는 힘들다. 하지만 건선이 있는 부모의 아이에게 어떤 환경적인 요소가 관여할 때 일반인에 비해 건선으로 진행될 확률이 높다고 말할 수는 있다. 부모님 중 한 분이 건선이 있는 경우 자녀가 20대가 되면 건선이 발생할 가능성이 있으므로, 자녀가 건선이 발생하지 않도록 평소 피부 보습과 식이 관리에 신경을 쓸 필요가 있다.

| 건선과 아토피는 다르다 |

건선과 아토피를 혼동하는 경우가 많은데 둘은 확연히 다른 증상을 보인다. 아토피는 참을 수 없는 가려움이 가장 큰 특징이다. 하지만 건선의 경우 두꺼운 각질이 많이 떨어지는 것이 특징으로 가려움이 없는 경우가 많으며, 있어도 잠을 못 잘 정도의 가려움이 있는 경우는 드물다. 또한 건선은 두피, 팔꿈치, 무릎 튀어나온 부위, 엉덩이 등 관절의 바깥쪽이나 마찰이 많은 부위에 잘 생기며, 손발톱에 생기는 경우도 있다.

건선이 손발톱이나 손바닥, 발바닥에 생기는 경우에는 무좀으로 오인하는 경우가 많다. 건선이라면 손톱이나 발톱을 못으로 찍은 듯이 움푹 들어간 홈이 있는 경우도 있다. 무좀일 경우에는 피부가 짓무르거나 가려울 수도 있으나 건선은 가려움이 덜하다. 하지만 가려움이 없는 무좀도 있으므로 피부과에서 조직검사를 해서 무좀균의 여부를 판단하는 것이 좋다.

건선 중에 드물게 관절염이 동반되는 경우가 있다. 급성기에 관절이 붓고 통증이 발생하며, 심하면 관절 움직임이 어려워지고 관절 변형도 초래할 수 있다. 주로 류마티스관절염과 같이 손발의 작은 관절에 발생하지만 척추와 같은 큰 관절에 침범되는 경우도 있다.

피부를 문지르거나 자극을 주면 건선이 생기므로 건선 환자는 이러한 피부 자극이나 상처를 받는 환경을 가능하면 줄이는 것이 좋다. 건선 환자들이 자주 묻는 질문 몇 가지가 있는데 그중 하나가 목욕에 관한 것이다. 각질을 억지로 문질러 떼어내거나 때를 미는 것은 건선관리에 도움이 되지 않는다. 과도한 자극(때밀기, 세정제 다량 사용)을 제외한 목욕은 가능하다. 간단히 물로 하는 샤워는 매일 해도 좋지만, 세정제의 사용은 2~3일에 한 번 정도가 적당하다. 목욕 후에는 피부 상태에 맞는 보습제를 사용해서 건조함이 심해지지 않도록 관리하는 것이 좋다. 건조한 피부는 그 자체가 건선을 일으킨다고 볼 수는 없으나 건선을 악화시킬 수는 있으므로 피부가 건조하지 않도록 환경을 개선하고 피부에는 보습제를 바르는 것이 좋다. 가려움증으로 피부를 긁게 되면 이것이 자극이 되어 다시 건선이 악화되거나 발병할 수 있으므로 되도록 긁지 않는 것이 좋다.

건선 증상이 있다고 해서 특별히 가려야 할 음식이 있는 것은 아니지만 인스턴트와 유제품의 섭취를 줄이고, 기름진 음식(등푸른생선, 육고기, 육수 등)은 되도록 삼가는 것이 좋다. 아쉽게도 건선을 호전시킨다고 알려진 음식은 없다. 적당한 영양소를 골고루 섭취하는 정도로 족하다. 또한 술과 담배가 직접적으로 건선을 악화시킨다는 근거는 없지만 과음과 흡연이 전신 건강에 따른 간접적인 악영향을 미치는 것으로 알려져 있으므로 삼가도록 한다.

| 건선, 꾸준한 치료만이 답이다 |

건선을 치료하는 방법은 여러 가지가 있지만 완전히 낫게 하는 치료 방법은 아직 없다.

현재까지 알려져 있는 건선 치료는 국소치료, 광선치료, 전신치료, 생물학제제가 있으며 각각의 치료제 모두 개개인에게서 나타나는 효과나 부작용의 정도가 다르다. 국소치료는 스테로이드나 비타민D 유도체 연고나 크림, 로션을 바르는 것으로 만성 건선에서 주로 사용하고 있다. 광선치료는 특정 파장대의 자외선을 쬐는 것으로 치료 효과가 우수하다고 보고되어 있으나, 보통 일주일에 2~3번씩 치료를 해야 한다는 단점이 있다. 전신치료로는 스테로이드나 비타민A 제제(製劑), 면역억제제를 복용하는 것이 있으며 전신 건선 또는 건선의 급성 악화 시 고려할 수 있으나, 전신적인 부작용을 일으킬 수 있어 주기적으로 부작용 여부를 체크해야 한다. 마지막으로 생물학제제는 건선을 일으키는 면역 관련 기전을 억제하거나 차단하며 치료 효과를 내는 것을 말한다.

하지만 이러한 치료 모두 건선을 완치하는 치료는 아니다. 따라서 건선을 치료할 때 완치를 기대하기보다는 적절한 치료로 병을 안정화시켜 유지하며 악화되지 않도록 하는 것을 목표로 해야 한다. 일상 생활에서 피부가 너무 건조하지 않게 하며, 피부에 자극을 주는 것을 피하고 스트레스를 받지 않도록 하여 건선이 급성으로 악화되지 않도록 관리하는 것이 좋다. 또한 치료를 할 때는 본인의 상태와 질병의 범위를 고려하여 효과가 좋으며 부작용은 적은 방법으로 꾸준히 치료해야 한다.

간혹 한방치료를 받으면서 건선이 더 심해지는 것 같다고 호소하는 경우가 있다. 건선은 증상이 좋아졌다가 나빠지기를 거듭하며 끊임없이 변화하는 양상을 보이기 때문에 새롭게 올라오는 부분도 많고 번지는 것처럼 느껴지기도 한다. 또한 건선뿐만 아니라 모든 피부질환 환자들은 스테로이드제를 사용하고 있다. 한방치료를 시작한다고 해서 스테로이드를 중단하면 스테로이드로 억누르고 있던 피부질환이 갑자기 더 심하게 발생하는 리바운딩 현상이 일어날 수 있다. 또 건선이 이곳저곳 발생했다가 없어지며 부위가 더 넓어지는 듯한 느낌을 주는 경우도 있는데, 치료과정 중 나타나는 건선은 몸 안에 남아 있는 것이 몸 밖으로 나오면서 사라지는 과정을 거치는 중이라고 볼 수 있다. 이는 내부에 잠재된 증상이 밖으로 한번 뿜어져 나왔다가 소멸되는 과정이니 너무 걱정하지 않아도 된다. 새롭게 돋아나고 건선 부위가 넓어진다고 낙심할 필요는 없다. 병이 나아가는 과정이고 치료가 종료되는 시점에서는 그런 증상의 흔적들이 대부분 사라지게 된다.

건선을 호전시키기 위해서는 스트레스를 풀고 잠을 충분히 자서 정신적, 육체적 안정을 취하는 것이 무엇보다 중요하다. 정신적 긴장이나 스트레스가 건선을 일으키는 직접적인 요인은 아니지만 건선 증상을 지속시키거나 악화시킬 수 있다. 예를 들면 여름철 휴가 기간에 휴식을 취하면 건선이 호전이 되나, 압력과 스트레스를 받게 되는 업무로 되돌아오면 재발하거나 악화되는 경우가 많다. 그러므로 산책이나 스트레칭 등 가벼운 운동을 꾸준히 하는 것도 도움이 되며, 적절한 스트레스 해소방법을 마련하여 스트레스에 유의해야 한다. 가능하면 긴장을 풀고 느긋한 마음으로 지내도록 하자.

tip ## 다른 피부병과 구별되는 건선의 10가지 특징

① 건선은 겨울에 심해져요.

② 건선은 전염되지 않아요.

③ 건선은 음식만 가려도 좋아져요.

④ 건선이 심할수록 피부가 뜨거워져요.

⑤ 무릎, 팔꿈치에 먼저 생겨요.

⑥ 고혈압과 같은 성인병을 동반하는 경우가 많아요.

⑦ 건선은 피부병이 아니에요.

⑧ 건선은 손톱, 발톱에도 증상이 나타나요.

⑨ 맥박이 빠른 경우가 많아요.

⑩ 건선은 관절염을 동반할 수 있어요.

참을 수 없는 통증,
대상포진은 너무 무서워요!

감기몸살 · 신경통 · 폐렴 · 뇌척수염

Q ▸▸▸ 저는 50대 초반 여성입니다. 며칠 전부터 감기 기운이 있는 것 같았는데 집안일도 많고 식구들 돌보기에 바빠서 병원에 가지 않고 집에 있는 상비약을 먹고 그냥 넘겼습니다. 그런데 약을 먹어도 낫질 않고 등부터 몸이 콕콕 쑤시고 아프더니 점점 통증이 심해졌습니다. 제가 워낙 참을성이 많은 편이라 웬만큼 아파도 내색하지 않는데 이번에는 등이 너무 아파서 힘들더라고요. 나중에 등에 잔뜩 생긴 붉은 수포들을 보고 대상포진이었다는 것을 알게 되었습니다. 수포가 눈에 보이는 곳에 생겼으면 좀 더 빨리 알았을 텐데, 감기와 증상이 비슷하고 눈에 보이지 않는 곳에 수포가 생기니 대상포진이라는 걸 늦게 알게 되었습니다. 대상포진은 한 번 걸렸던 사람이 다시 걸리기도 하나요? 그리고 혹시 대상포진의 자가진단법이 있는지 궁금합니다.

▶▶▶ 환절기에는 더위가 기승을 부리다가 언제 그랬냐는 듯 아침저녁에는 약간의 쌀쌀한 날씨로 돌변하는 경우가 있다. 이럴 때 으슬으슬 감기 증상이 나타나기도 하는데 감기몸살 정도로 오인했다가 낭패를 당하는 질환이 바로 대상포진이다. 일교차가 큰 계절에는 등과 가슴에 물집이 잡히고 심한 통증이 생기는 대상포진으로 고생하는 환자가 많다. 대상포진은 초기에 가벼운 감기 증세를 보이기도 하지만 가볍게 생각하고 지나갔다가는 오랫동안 통증에 시달릴 수 있는 무서운 질환이다.

대상포진(帶狀疱疹)이란 바이러스의 감염에 의한 질환으로 다른 말로는 헤르페스라고도 알려져 있다. 바이러스성 피부질환의 일종으로 수두-대상포진 바이러스에 의하여 신경에 염증이 생기는 병이다. 바이러스가 신경을 파괴하여 통증을 유발할 뿐만 아니라 피부에 수포를 형성하는데 대상포진이라는 말은 글자 그대로 '띠 모양의 발진'이라는 뜻으로 신경대를 따라서 신체에 띠 모양의 발진과 수포를 만드는 데서 유래하였다.

평소에 건강하다가 대상포진이 걸렸다고 해서 몸속에 내가 알지 못한 큰 병이 있는 게 아닌가 걱정할 필요는 없다. 방사선 치료를 받고 있는 암환자나 치료를 위해 면역억제제를 쓰는 환자 등 면역력이 저하된 환자들이 대상포진에 걸릴 위험이 더 높기는 하지만, 어릴 때 수두에 걸렸던 사람은 누구든지 대상포진이 생길 수 있다. 수두를 앓은 후 바이러스가 신경세포에 잠복해 있다가 신체저항력이 약해지는 경우에 갑자기 증식하여 신경과 그 신경이 분포하는 피부에까지 염

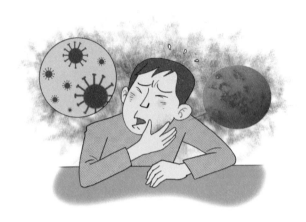

증이 생기게 되는 것이기 때문이다. 어릴 때 수두를 앓고 나면 회복이 된 후에도 일종의 보균자가 되어서 그 균이 신경 속에 조용히 남아 있게 되는데 나이가 들어서 한 50~70세 정도 되면 면역성이 떨어져서 보균상태의 균에 힘이 생겨 다시 말썽을 일으키는 것이라 주로 50대 이상의 환자가 많은 편이다. 어린이들도 대상포진에 걸릴수 있지만 50대 이후의 성인들에게 나타나는 경우가 흔하며, 외상이나 스트레스가 병을 부르기도 한다.

| 대상포진의 주된 증상 |

대상포진에 걸리면 우선 몸의 좌우 중 어느 한쪽으로 일정한 부위가아프거나 따갑거나 가렵게 된다. 대개 쓰라리고 아픈 증상, 뻗치는듯한 느낌, 화끈거리는 느낌, 바늘로 찌르는 듯한 따끔거림 등의 증

상을 호소하며 그런 증상이 나타나고 1~3일 정도 후가 되면 빨간 반점이 돋는다. 경우에 따라 열이 나거나 머리가 아플 수도 있다. 반점은 여러 개의 물집이 모인 모양으로 변하게 되고 물집은 차차 고름이 잡히다가 딱지가 되어 떨어지기까지 대부분 짧게는 2~3일 길게는 2~3주 정도 지속될 수 있다. 물집이 가라앉으면 이러한 증상도 개선이 된다. 처음에는 열, 오한이 나기도 하고 근육통이 있지만 무엇보다도 특징적인 증상은 콕콕 찌르는 듯한 심한 통증이 오른쪽이나 왼쪽 중 한쪽 얼굴이나 목, 어깨, 몸통 부위에 생겨서 가슴 〉 허리 〉 팔 〉 얼굴 순으로 많이 나타난다. 약을 먹어도 낫지 않다가 3~5일이 지나면 몸통 앞부분에서 한쪽 옆구리를 지나 마치 띠 모양으로 피부에 빨간 반점이 생기고 물집으로 변한다.

어떨 때는 어느 부위가 아픈지 꼭 집어 말하기 곤란할 정도로 애매모호할 때도 있다. 조기진단이 어려운 것은 이 때문이다. 디스크를 앓았던 사람은 디스크 재발로 오해하기 쉽지만, 통증이 몸의 어느 한쪽에만 나타난다면 대상포진을 의심해 볼 필요가 있다. 바이러스는 척수에서 오른쪽 또는 왼쪽으로 한 가닥씩 나와 있는 신경 줄기를 따라 퍼지기 때문에 증상도 한쪽으로만 나타난다. 몸 양쪽에 증상이 같이 나타나는 경우는 매우 드물다.

면역이 저하된 환자의 경우에는 수두와 같이 전신에 물집이 생기는 경우도 있다. 피부가 다 나은 후에도 통증이 오래 지속되는 경우도 있고, 드물게는 물집이 없이 아프기만 하거나 물집이 생겼는데 안 아픈 경우도 있다.

어쨌든 위와 같은 증상이 생기면 즉시 병원을 찾아가야 한다. 대상포진은 치료 시기가 늦을수록 치료가 어렵다. 초기에 치료하는 것이 정말 중요하다. 대상포진에 걸리면 발병 후 7일 이내에 적절한 치료를 받아야 하며 초기에는 항바이러스제와 진통제, 소염제만으로 좋아질 수 있다. 하지만 50세 이상인 환자, 바이러스가 눈으로 침범한 경우에는 정맥 주사 등 적극적인 치료방법을 택하는 게 효과적이다. 또 많은 환자들이 통증으로 인한 각종 장애, 피로, 우울증을 호소하기 때문에 초기에는 통증을 줄여 주는 진통제를 처방하기도 한다. 치료 도중에는 되도록 찬바람을 쐬지 말고 목욕할 때 물집이 터지지 않도록 부드럽게 닦아주는 게 좋다.

상처 치료에는 자극성 강한 반창고를 붙이기보다는 항생제가 포함된 거즈를 사용한다. 물집 부위는 깨끗이 하고 국소소독 치료를 받아야 합병증이 생기는 것을 막아준다. 만일 물집 부위에 또 다른 균이 옮아서 염증이 생기게 되면 항생제도 같이 복용해야 한다. 집에서 아스피린이나 타이레놀과 같은 진통제를 먹으면 불편한 증상을 좀 덜 수는 있지만 가능한 병원에 가서 처방을 받는 것이 좋다. 드물게 눈에 물집이 생기는 경우도 있는데 후유증으로 시력장애가 생길 수 있기 때문에 꼭 안과 선생님에게도 진료를 받아야 한다. 대상포진이 귀에 발생하면 안면신경이 마비되어 입이 돌아가는 경우도 있으니 조심해야 한다.

| 대상포진의 원인과 합병증 바로 알기 |

대상포진에 걸리면 대부분은 아무런 후유증이 없이 깨끗하게 회복이 되지만 합병증이 남는 경우도 있기 때문에 조심해야 한다. 물집 부위가 다 아물어서 딱지가 생긴 후에도 통증이 계속 남아 있는 경우가 있는데, 약 20%의 환자에서 만성적인 통증을 유발하는 대상포진 후 신경통으로 진행하는 경우가 있다. 이렇게 진행하게 되면 치료에도 잘 반응하지 않을 뿐만 아니라 장기간 고생을 하는 경우가 많다. 나이가 많을수록 신경통이 오래(때로는 수년간) 남는 경우가 있다. 이럴 때는 특수한 진통제를 써야만 효과가 있으므로 역시 병원에서 처방을 받아야 한다. 바이러스에 의한 상흔이 남게 되는 경우도 있어 적갈색의 반점이 피부에 남게 될 수도 있다. 흉터가 생기고 신경통으로 고생할 수 있으며 폐렴, 뇌척수염 등을 앓기도 한다. 나이가 많을수록 물집이 생겼던 부위의 염증이 심해서 오래가거나 흉터가 남는 일이 흔하다. 특히 60세 이상의 환자 2명 중 1명은 대상포진을 앓고 난 후 신경통을 호소한다. 이로 인해 입맛이 떨어지고 우울하며 불면증으로 고생할 수도 있다.

대상포진은 몸이 허약해지거나 무리하는 바람에 건강상태가 나빠진 경우에 주로 발생한다. 따라서 대상포진을 예방하기 위해서는 규칙적인 생활과 적당한 휴식이 필수다. 과음이나 과식, 과로를 피하고 정기적인 운동과 균형 잡힌 식사로 신체 면역력을 잘 유지하는 것이 좋다. 특히 면역력이 약한 노인과 환자에게 자주 발생하는 만큼 대상포진이 의심되면 바로 병원에서 진찰을 받아야 한다. 대상포진은 한 번 걸렸다고 해서 다시는 걸리지 않는 질환이 아니라 재발하기도 하는데, 대개 면역기능이 떨어져 있는 환자들에게서 재발할 수 있다. 특히 임신부, 암을 앓고 있거나 항암치료를 받는 환자들, 면역력이 낮은 노인들에게서 스트레스나 감기 등의 간단한 질환으로도 재발할 수 있다.

불과 20~30년 전만 해도 대상포진은 주로 50대 이상에서 발생하는 질환에 속했다. 그런데 요즘은 발생 연령층이 급격히 낮아지는 추세다. 10~40대 대상포진 발병률이 증가하는 것은 대표적으로 스트레스와 운동부족, 과로와 식습관의 문제 등을 이유로 볼 수 있다. 대상포진은 근본적으로 면역력 저하가 원인이 되어 발생하는 질환이기 때문에 대상포진을 예방하기 위해서는 면역력 증강에 초점을 두는 것이 좋다. 따라서 시간을 정한 충분한 수면과 휴식을 취하고, 규칙적인 운동을 해서 몸의 면역력을 높이려는 노력이 필요하다. 또한 과식하지 않고 균형 잡힌 음식을 적당히 먹는 것도 도움이 된다. 현대사회는 식재료가 워낙 풍부하고 음식의 종류가 다양해지고 있지만 식품첨가물이 많은 고칼로리, 고지방 음식이 많다. 이런 음식물의 섭취는 영양의 불균형을 초래하고 유해성분을 축적시켜 면역력을 떨어뜨릴 수 있으니 조심해야 한다.

대상포진 예방에는 안정과 휴식이 가장 중요하다. 무엇이든 골고루 잘 먹는 것도 좋지만 면역력을 떨어뜨릴 수 있는 요소가 있는 음식은 피하고 음식보다는 몸과 마음을 편안하게 하고 휴식을 취해 주는 것이 중요하다는 것을 잊지 말자.

tip 대상포진 쉽게 전염되나요?

수두와 대상포진은 모두 수두 대상포진 바이러스라는 동일한 바이러스에 의해 발생하는 질환입니다. 대상포진을 일으키는 바이러스는 다른 사람에게 옮길 수 있지만, 전염성은 수두에 비하면 매우 적은 편입니다. 감기처럼 접촉에 의해 전염되는 경우는 거의 없습니다. 환자의 물집이 터져서 그 안에 있던 바이러스가 면역이 없는 사람(수두를 앓아보지 않고, 예방주사를 맞지 않은 사람, 대개는 어린이)에게 옮기면 옮긴 사람은 대상포진이 걸리는 게 아니라 수두에 걸리게 됩니다. 수포가 단단해지고 딱쟁이가 생기면 바이러스는 더 이상 퍼지지 않습니다. 그래서 대상포진 환자는 꼭 필요하지 않는 이상 입원시키지 않습니다. 그러나 수두를 앓은 경험이 없는 사람, 어린이, 환자에게는 전염되기가 쉽습니다. 수두에 일단 걸리게 되면 대상포진에는 전염되지 않게 됩니다. 그러나 한 번 감염된 사람은 다시 대상포진으로 발전할 가능성을 갖게 됩니다.

단, 신생아나 이미 질병을 앓고 있는 사람 그리고 암환자처럼 면역저하 상태인 사람은 전염될 위험이 있으니 주의하셔야 합니다.

06

봄과 함께 찾아오는 트러블들, 그 원인과 관리법을 알려주세요!

알레르기 · 황사 · 자외선

Q ▸▸▸ 저는 30대 여자입니다. 꽃가루와 황사 때문인지 몰라도 봄만 되면 알레르기 증상으로 고생을 하고 있습니다. 어린 시절부터 봄만 되면 귓속과 입천장, 목젖 쪽에서 간지러움을 느낍니다. 혹시 비염이 아닐까 싶어 병원에도 찾아가 봤지만 봄에만 이러는 걸 보면 아무래도 알레르기가 맞는 것 같습니다. 한의원에서 봄에만 이렇게 나타나는 알레르기를 치료할 수 있는 방법이 없을까요?

Q ▸▸▸ 안녕하세요? 저는 20대 남성입니다. 다른 계절에는 괜찮은데 봄이면 유독 피부 가려움증을 겪고는 합니다. 가끔은 두드러기가 올라오기도 하는데요. 정확한 원인이 무엇일지 궁금합니다. 주변에서는 자외선 때문일 수 있다고 하는데 여름도 아니고 봄에 자외선 때문에 피부 문제가 생길 수 있는 건가요? 딱히 큰 문제라고 생각하며 살지 않았었는데 성인이 되면서도 이런 증상이 이어지니 정확한 원인과 치료법이 있을까 싶어 문의드립니다.

▸▸▸ 추운 겨울이 지나가고 봄이 오면 사람들의 마음 역시 옷차림만큼이나 가벼워진다. 그러나 들뜨는 마음과 달리 무겁게 지켜야 할 것이 있다. 바로 건강관리법이다. 봄과 함께 우리를 찾아와 괴롭히는 질병과 환경적 요인들이 있으므로, 이에 대해 조금이라도 알고 건강한 몸 상태를 지키는 자세가 필요하다.

가장 먼저 이야기할 봄의 복병은 알레르기이다. 봄은 꽃의 개화가 시작되는 한편 바람 역시 많이 부는 계절이기에 예민한 사람들은 그 고통이 이만저만이 아니다. 흩날리는 꽃가루로 인해 겨울 동안 잊고 지냈던 알레르기가 시작되는 것이다. 꽃가루 알레르기의 경우 해마다 증상을 겪는 사람이 있을 정도로 우리 주변에서 흔히 발견된다. 알레르기로 고생하는 사람들이 겪는 주요 증상은 눈물과 콧물, 재채기, 눈 부음, 피부에 생기는 붉은 반점 및 가려움증 등이다. 알레르

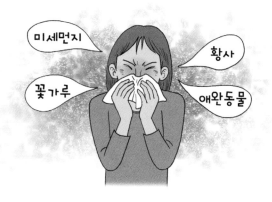

기의 가장 큰 문제는 앓는 사람들이 제대로 된 치료를 받지 않는다는
데에 있다. 증상이 심한 경우에는 당연히 해당 진료과를 찾아가 치료
를 받겠지만 대부분은 알레르기 증상이 일어나더라도 항히스타민제
와 같은 약제를 갖고 다니다가 증상이 일어나는 그 순간만 넘기고 제
대로 된 치료를 받지 않는다. 이는 매우 위험한 대처이므로 알레르기
증상이 있다면 가벼이 넘길 것이 아니라 꼭 제대로 된 진료와 치료를
받기를 권한다.

두 번째로 이야기할 것은 황사다. 바다 건너 중국으로부터 날아온
황사는 알레르기 증상이 일어나는 데도 한몫을 하지만 무엇보다 피
부 트러블을 일으키는 주범으로 더 유명하다. 황사는 오염물질이 섞
인 모래바람으로 피부에 달라붙어 가려움증과 따가움 등을 유발한
다. 황사로 인한 문제를 최소화하기 위해 가장 좋은 방법은 황사가

있는 날에는 외출을 피하는 것이다. 하지만 외출이 불가피하다면 외출 전 관리법과 외출 후 관리법을 알아두는 것이 좋다. 먼저 외출 전 관리법을 한 문장으로 이야기하자면 '기초화장을 꼼꼼히'라고 말할 수 있다. 얼굴이 끈적거리면 미세한 먼지나 꽃가루가 피부에 더 잘 달라붙고, 이로 인해 피부 트러블이 일어날 가능성 역시 높아진다. 따라서 외출 전에는 피부 밀착력이 높은 기초 메이크업 제품을 사용함으로써 피부가 직접적으로 먼지에 노출되는 것을 막아주어야 한다. 외출 후 관리법은 '귀가 후에는 클렌징을 철저하게'다. 아무리 꼼꼼하게 화장을 하더라도 완벽하게 먼지를 피한다는 것은 불가능하다. 그러므로 외출을 했다가 집에 돌아오면 클렌징에 각별히 신경을 써주어야 한다. 세안을 할 때 피부를 자극하지 않는 부드러운 타입의 세안제로 거품을 충분하게 내어 부드럽게 마사지하듯 노폐물을 제거해 주고, 미지근한 물을 사용해 여러 번 헹궈낸다. 많은 사람들이 클렌징 티슈를 이용해 화장을 지우고는 하는데 클렌징 티슈보다는 미지근한 물로 세안하는 쪽이 피부를 위해서는 더 좋다. 외출을 통해 외부 환경으로부터 자극을 받은 피부를 티슈로 문지르게 되면 피부에 가해지는 자극이 배가 되기 때문이다. 따라서 물로 세안할 때 역시 손으로 문지르는 것이 아니라 얼굴에 물을 여러 번 반복하여 끼얹듯이 씻어주어야 한다. 그렇게 미지근한 물로 세안을 마치고 나면 화장수를 화장솜에 적셔 피부결을 따라 닦아내듯 발라 피부를 정돈해 주자. 황사나 자외선에 자극을 받은 피부를 진정시켜 주기 위한 조언을 덧붙이자면 화장수를 냉장고에 보관해 두었다가 화장솜에 적셔

15분 정도 마스크를 해주면 좋다.

세 번째로 이야기해 볼 봄철의 트러블 원인은 자외선이다. 자외선은 피부화상과 기미, 검버섯, 주근깨, 피부주름 등 색소침착과 피부노화를 촉진시킨다. 그러나 많은 사람들이 이 자외선을 여름에만 조심해야 하는 것으로 착각한다. 봄볕에는 상당히 많은 자외선이 포함되어 있으며, 우리 피부 역시 겨울철 동안 자외선에 노출되지 못했기에 자외선에 민감해져 있는 상태라는 것을 알지 못하는 것이다. 그러다 보니 겨울 동안 태양빛을 많이 쪼이지 못했다 생각하여 따스한 햇볕을 받으려다 쉽게 트러블을 앓게 된다. 봄에는 짧은 시간 동안의 자외선 노출에도 마치 한여름에 받는 자외선처럼 피부에 영향이 간다. 그래서 봄이면 피부 트러블을 겪는 사람들이 많아지는 것이다. 따라서 봄철일지라도 장시간 외출을 하게 된다면 여름만큼 철저하게 자외선을 대비하는 자세가 필요하다. 자외선 차단제를 발라주고 모자나 긴소매 옷을 입어주는 것이 좋다.

간단하게 알아보는 7가지 피부 건강 예방법

피부, 즉 살결은 살갗의 결을 일컫는 말로 피부의 색조, 탄력성, 윤기, 촉감 등을 포함하는 말입니다. 따라서 아름다운 살결이란 피부가 가장 건강한 상태일 때입니다. 그런 의미에서 봄은 피부에 좋은 계절은 아닙니다. 바람이 많이 불어 건조하고, 꽃가루도 날리는 데다 황사 현상까지 심하기 때문이죠. 피부는 몸의 상태와 밀접한 관계가 있으므로 일상적인 부분에서의 관리도 중요한데요. 그렇다면 간단하게 행할 수 있는 피부 건강 예방법에는 무엇이 있을까요? 아래 7가지 방법으로 피부 건강을 지켜봅시다.

❶ 물을 많이 마시고 자극성이 강한 음식은 피하기
❷ 술과 담배는 하지 않기
❸ 비타민 A와 비타민 C가 풍부한 음식을 많이 섭취하기
❹ 세안할 때나 샤워할 때 뜨거운 물보다는 피부 온도보다 약간 낮은 미지근한 물을 사용하기
❺ 피부건조 증상이 있는 사람의 경우 비누 사용과 잦은 목욕을 피하기
❻ 때수건으로 때를 벗겨내지 말고 간단한 샤워 정도로만 몸을 씻기
❼ 가능한 10시 정도에 잠자리에 들어 7시간 이상 숙면 취하기

Part

3

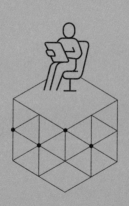

여성의
행복한 삶을 위협하는
여성질환

자존감을 무너뜨리는 요실금, 해결책은 없는 걸까요?

복압성 요실금 · 절박성 요실금 · 혼합성 요실금 · 신경병적 요실금
선천성 요실금 · 의인성 요실금

Q ▸▸▸ 60대 초반의 여성입니다. 언젠가부터 소변보는 횟수가 잦아지더니 요즘은 잠을 자는 중에도 소변이 마려워서 깰 때가 많습니다. 또 외출 중에 갑자기 요의가 나타나고, 순간 소변을 참을 수가 없어서 화장실을 찾아 뛰게 되는데, 며칠 전에는 화장실을 바로 코앞에 두고 속옷에 실수를 해 버렸습니다. 당시 느꼈던 수치심을 잊을 수가 없는데요, 제가 나이가 들어서 이러는 걸까요?

Q ▸▸▸ 30대 후반의 여성입니다. 석 달 전, 자연분만으로 출산을 했는데 그 영향 때문인지는 확실히 모르겠지만 요즘 들어 한 번씩 소변이 샙니다. 크게 웃거나 재채기를 할 때, 또 갑자기 무거운 물건을 드는 상황에서 소변이 찔끔 새어 나오는데요. 창피해서 아직 병원을 가보지는 않았습니다. 왜 이러는 걸까요? 30대에 벌써 요실금이 생긴 걸까요?

▸▸▸ 요실금(尿失禁)이란 '소변을 보고 싶지 않은데 자신도 모르게 소변이 흘러나오는 현상'을 말한다. 오줌소태처럼 갑자기 소변이 자주 마렵고 참기 어려워서 화장실에 가는 도중에 찔끔하고 소변이 나오는 경우, 기침하거나 크게 웃거나 줄넘기할 때 자기도 모르게 소변이 나오는 경우 등이 모두 요실금에 해당된다. 요실금은 하나의 증상이고 치료하지 않는다고 하여도 생명에 위험이 되는 질병은 아니다. 그러나 쾌적한 생활을 방해하고 일상생활에서 신체적 활동을 제약하며 개인의 자존감을 떨어뜨린다는 점에서는 문제가 되고 있다.

요실금은 남녀노소 누구에게나 나타날 수 있다. 다만 성인 여성의 20%는 1주일에 2번 이상 요실금을 경험하고 있을 정도로 성인 남성과 비교할 때 여성에게 매우 높은 빈도를 보인다. 특히 45~50세를 전후로 매우 높아져서 일반적으로 성인 여성의 35~40%는 요실금이

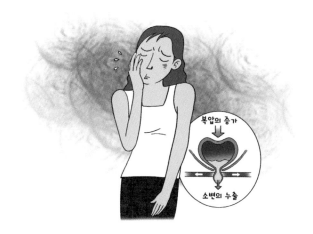

있는 것으로 알려져 있다. 반면에 노인 요실금은 성별과 관계없이 비슷하게 나타나고 있다. 자택에 거주하고 있는 노인의 경우 14~18%의 빈도를 보이며 양로원 등의 집단생활 시 50~55%의 빈도를 보이는 것으로 알려져 있다. 또한 요실금이 있는 노인에게서 치매, 활동장애, 우울증이 빈번히 관찰된다고 한다.

요실금은 방광과 요도괄약근의 수축과 이완으로 생체기관의 열고 닫힘을 조절하는 근육의 기능적 이상에 의해 발생한다.

여성에게서 많이 나타나는 이유는, 여성의 요도 자체가 남성보다 짧기 때문이다. 여성이 남성보다 소변을 잘 참지 못하는 것도 요도 길이 때문이라 할 수 있다. 여성의 경우 남성보다 외요도 괄약근이 발달되지 않고 요도를 조절하는 힘이 약하며, 구조상 남성 요도는 15~20cm 정도로 길고 크게 굴곡이 있지만, 여성 요도는 4~5cm이며 직선으로 이루어져 소변을 참기가 더 어렵다.

| 요실금의 원인은 무엇일까 |

한의학에서는 요실금을 '소변불금(小便不禁)'이라 하는데 신장과 폐, 비장의 기능장애, 스트레스 같은 내적인 요소나 교통사고, 출산 등으로 인한 방광괄약근 손상 같은 외적인 요소를 원인으로 보고 있다. 그중에서도 신장의 양기부족과 허약이 주원인으로, 신기(腎氣-콩팥)가 허약하면 하초(下焦-신장(腎臟)과 간이 위치한 부분으로, 인체 생리 기능의 기반이 되는 부분)가 허해지고 차가워져서 방광이 이완되고, 힘이 없어지면서 소변을 제어하고 저장하지 못하게 되어 소변이 나오는 것을 막지 못하게 된다. 비장의 기능이 약해져서 생기는 경우 기본적으로 소화장애와 대장무력을 동반하고, 기운이 아래로 쳐져서 위하수, 자궁하수, 치질, 냉대하, 하혈 등의 증상을 같이 가지고 있는 경우가 많다.

지나치게 신경을 쓰거나 스트레스가 많이 쌓이는 경우에도 생길 수 있다. 그래서 요즘에는 15~25세 정도의 어린 나이에도 비장(소화기)기능장애와 스트레스로 인해 요실금이 생기는 경우가 적지 않다. 기름진 음식과 매운 음식을 즐기는 사람은 방광에 습한 기운과 열이 쌓여서 발생할 수 있고, 출산을 많이 한 주부의 경우에는 어혈(瘀血)이 원인인 경우도 있다.

요실금은 원인에 따라, 나이에 따라 그리고 만성도에 따라 여러 가지로 분류할 수 있는데 주로 복압성 요실금과 절박성 요실금으로 분류한다.

복압성(腹壓性) 요실금은 배에 힘(압력)이 가해지면서 나타나는 것이다. 갑자기 복압이 상승될 때마다 오줌이 새어 나오게 되는데 긴장성 요실금이라고도 한다. 주로 재채기를 하거나 크게 웃을 때, 무거운 물건을 들 때, 빠른 속도로 걷거나 계단을 오르내릴 때, 줄넘기를 할 때, 심지어 성관계를 할 때에 소변을 지리기도 한다.

요실금의 80~90%가 복압성 요실금으로 대개는 분만경험이 있는 중년 이상의 여성들에게 흔히 발생한다. 심지어 한 번만 자연분만을 경험한 젊은 여성이나 제왕절개 분만한 여성에게서도 복압성 요실금이 생길 수 있다. 출산 후에 방광과 요도를 탄탄하게 지지해 주는 골반 근육이 약해지고, 골반이 이완되어 방광과 요도가 아래로 처지면서 발생하는데 때로는 소변을 새지 않게 막아주는 요도괄약근이 약화되면서 발생하기도 한다.

절박성(切迫性) 요실금은 소변이 마려운 순간을 참지 못하는 것을 말한다. 소변을 보고 왔는데도 금세 참을 수 없이 소변이 보고 싶어지는 것인데 소변이 마려운 순간을 참지 못하고 옷에 지리기도 한다. 전체 요실금의 20~30% 정도가 절박성 요실금으로 소변이 충분히 차 있지 않은 상태에서 방광이 저절로 수축하여 소변이 새어 나오게 되는데, 이는 스트레스가 신경계를 교란시켜 방광을 자극하는 현상 때문에 생기기도 한다. 또한 알코올, 카페인, 맵고 짠 음식 역시 방광을 자극하여 절박성 요실금을 유발하거나 악화시킬 수 있다. 요즘에는 젊은 여성들의 사회진출이 활발해지면서 중년 여성뿐만 아니라 결혼하지 않은 미혼여성이나 학생들에게도 빈번하게 나타나고 있다.

그밖에도 절박성 요실금을 불러일으키는 원인에는 여러 가지가 있을 수 있는데, 만약 뇌질환이나 척수손상, 방광 출구 폐색 등의 원인질환이 없다면 만성 방광염으로 인한 경우가 가장 많다. 방광근육이 불안정해서 발생하는 것으로 소변이 찰 때는 방광근육이 늘어나면서 소변이 차는 것이 정상이지만 절박성 요실금은 방광근육이 갑자기 수축하는 것이 그 원인이라 볼 수 있다. 약물치료나 물리치료가 주된 치료법이지만 최근에는 약물치료에 반응하지 않는 경우 수술적 방법으로 좋은 결과를 얻을 수도 있다.

일류성 요실금은 요실금 유형 중 5% 이하의 비율로 흔한 요실금은 아니다. 방광에 소변이 가득 차 더는 저장할 수 없어 소변이 넘쳐흐르는 것으로 방광 수축력이 상실되거나 요도폐색, 당뇨, 말초신경질환 등을 원인으로 본다. 특히 평소에 소변을 오래 참는 습관이 있는 여성의 경우 방광이 약해져서 발생할 수 있다.

원인이 복합되어 나타나는 요실금을 혼합성 요실금이라 한다. 혼합성 요실금은 복압성 요실금과 절박성 요실금이 혼합된 증상을 보이는데, 복압성 요실금이 있는 여성의 30%의 경우 절박성 요실금이 함께 나타난다. 이런 경우 수술 후 약물치료를 병행한다.

이외에도 신경학적 이상에 의한 신경병적 요실금(neuropathic incontinence), 선천적인 기형으로 인한 선천성 요실금(congenital incontinence), 사고 또는 외상에 의해 발생하는 의인성 요실금(iatrogenic incontinence) 등이 있다.

요실금을 유발 또는 촉진하는 위험요소

❶ 연령의 증가: 젊은 여성의 20~30%, 중년 여성 30~40%, 노인 30~50%로 나이가 듦에 따라 요실금이 증가한다.

❷ 임신: 임신한 여성의 31~60%가 요실금을 경험하고 출산과 함께 요실금이 없어지게 된다. 그러나 임신 중 요실금이 있었다는 것은 이후에 요실금이 발생할 가능성이 높음을 시사한다. 실제로 요실금 환자를 진료하다 보면 요실금이 임신과 함께 시작되어 지속되는 경우가 자주 있다.

❸ 출산: 논란이 있기는 하지만 출산 횟수가 증가하면 요실금의 발생 가능성이 높고 특히 4회 이상 출산한 경우는 요실금의 빈도가 의미 있게 높다고 한다.

❹ 폐경: 폐경이 되면 요생식기에 위축성 변화가 오고 이로 인해 요로감염, 방광자극 증상(빈뇨, 급박뇨), 배뇨통, 성교통의 발생 가능성이 높아진다. 요실금의 위험성은 자연 폐경에 의한 경우보다 수술에 의하여 폐경이 된 여성이 1.6배 더 높은 것으로 알려져 있다.

❺ 자궁적출술: 자궁절제술을 시행한 환자가 시행하지 않은 사람보다 1.3배 정도 요실금 발생 위험이 높다.

❻ 비만: 요실금이나 과민성 방광이 있는 여성에서 비만인 경우가 많고 실제로 요실금이 있는 환자가 체중을 줄이면 증상이 감소하고 체중이 다시 증가되면 요실금이 더 심해진다는 보고도 있다.

❼ 요로계 증상: '소변에서 피가 나온다', '소변이 탁하고 냄새가 많이 난다', '소변볼 때 아프다', '소변을 보다가 중간에 그치기 어렵

다', '소변볼 때 힘이 많이 들어간다', '방광을 비우기 위해서 두 번 이상 소변보기를 시도해야 한다' 등의 요로계 증상은 향후 요실금 발생 가능성과 관련이 있을 수 있다.

❽ 기능장애(운동능력의 제한): 관절염, 뇌졸중 등으로 인하여 움직임이 부자연스러우면 요실금 발생 가능성이 높아진다.

❾ 직업적 요소: 활동적인 직업, 오래 서 있는 직업, 급격하게 배에 힘이 많이 들어가는 직업에서 요실금이 더 많고 요실금 재발이 높을 가능성이 있다.

❿ 인지능력장애: 치매 등의 정신적인 문제나 질병으로 인한 이차증상(당뇨, 파킨슨병, 알츠하이머병, 다발성경화증, 방광암, 뇌경색, 척추손상 등), 약물복용(수면제, 항우울제, 감기 및 기침약, 이뇨제, 고혈압치료제, 항히스타민제 등)을 하는 경우 요실금이 발생할 가능성이 높아진다.

요실금, '곧 좋아진다'는 생각은 금물

요실금은 생명을 위협하는 질환은 아니지만 이로 인해 피부염증, 악취 등의 위생적인 면뿐만 아니라 수치심과 자존심 상실 등으로 사회생활이나 대인관계에 심각한 영향을 미치는 질환이다.

요실금 증상이 있을 때 부부관계를 하게 되면 소변이 새거나 질에서 바람이 빠지는 소리가 나며 아래가 헐거워진 느낌이 들게 된다.

이럴 때는 골반근육을 제자리로 되돌리는 치료가 필요하다. 이는 부부가 함께 상의하여 원인을 치료하면 금세 좋아질 수 있다.

요실금 환자가 병원을 찾지 않는 이유 중 하나가 '곧 좋아질 것 같아서'라는 생각 때문이다. 하지만 요실금 증상은 시간이 갈수록 점점 더 심해진다. 증세가 심해지면, 요의를 느꼈을 때 화장실까지 가는 시간도 참기 어렵다고 한다. 성관계 시 소변이 샐 수 있고, 마음 편하게 외출하는 것도 쉽지 않다. 어디를 가든지 화장실을 먼저 찾고, 냄새 때문에 다른 사람이 알아보지 않을까 신경이 쓰이기도 하는 등 일상생활에서 불편하고 스트레스를 받는 일들이 한두 가지가 아니다. 이런 신체적인 증상도 문제지만, 요실금이 심해질 경우 자신감 상실과 함께 불안증, 우울증, 정신, 신경적인 문제도 초래할 수 있다. 그런데 효과적인 치료법이 있는데도 많은 사람이 나이에 따른 당연한 현상인 것으로 잘못 알고 있고 수치심, 정보 부족 등으로 적절한 치료와 상담을 받지 못해 육체적, 정신적 고통에 시달리고 있다.

요실금은 생활습관 개선을 통해 어느 정도 관리가 가능하다.

요실금을 개선하는데 가장 좋은 방법은 괄약근 근육운동으로 알려진 '케겔운동'이다. 특히 괄약근이 약해져 있는 출산 직후나 폐경기 여성들에게는 요실금 예방 차원에서도 매우 유용한 운동이다. 케겔운동의 방법은 간단한데 항문과 질을 조였다 풀어주면 된다. 먼저 숨을 들이마시면서 항문근육을 5~10초간 서서히 수축시킨다. 이후 숨을 내쉬면서 수축된 근육을 서서히 풀어준다. 이러한 방법으로 10회씩, 하루 6차례 정도 해주면 골반근육이 강화되어 요실금 예방 및 관리에 도움이 된다.

배뇨 간격을 늘리는 '방광훈련'도 도움이 된다. 방광훈련은 점차적으로 소변보는 간격을 늘리는 방법이다. 예를 들어 소변을 1시간 간격으로 보는 경우, 1주일 단위로 배뇨 간격을 30분씩 늘려가면서 최대 4시간 간격으로 연장하도록 하는 방법이다. 훈련 중에는 소변이 급하더라도 예정된 배뇨시간까지 참아야 한다. 방광훈련은 특히 절박성 요실금에 효과적이다. 복압성 요실금은 비만과 노화도 그 원인이 될 수 있기 때문에 올바른 식습관과 규칙적인 운동으로 적정한 체중을 유지하고 관리하는 것 또한 중요하다. 또한 절박성 요실금을 예방하기 위해서는 쪼그리고 앉아서 일하는 것은 피하고, 방광을 자극하는 맵고 짠 자극성 음식, 커피 및 탄산음료 등은 되도록 안 먹는 것이 좋다.

가벼운 요실금의 경우 관리만 잘 해주어도 좋아지지만, 장부기능의 장애로 인한 경우에는 요실금 이외의 다른 장애를 함께 가지고 있는 경우가 많고, 한약복용과 침치료 등의 적극적 치료로 근본적인 장애를 해결해 주어야지만 요실금이 치료된다. 신장이 약한 경우에는 신장의 기를 보하여 하초를 따뜻하게 해주는 처방을 위주로 하고, 비장이 약한 경우에는 비장을 튼튼하게 하고 기운을 끌어 올려주는 처방이 위주가 되고, 방광의 습열(濕熱-몸이 습해지면서 열을 가지는 현상)이 원인이 되는 경우에는 습열을 없애주는 약물로 처방하고, 스트레스로 인해 기운이 울체되어 발생한 경우 울체를 풀어주는 처방을 하고, 출산 후 어혈이 원인이 되는 경우 어혈을 풀어주는 처방을 한다.

이와 더불어서 요실금 치료에는 침치료가 매우 중요한 역할을 한다. 침은 약화된 골반근육을 강하게 해줄 수 있기 때문이다. 또한 자하거(태반)약침이나 뜸, 운동치료를 보조적으로 실시함으로써 하복부를 따뜻하게 하고, 방광괄약근 같은 골반근육을 강화시켜 방광과 요도의 기능을 정상적으로 끌어 올려줌으로써 요실금 증상을 치료할 수 있다.

요실금을 치료하려면 방광을 자극하는 이뇨작용이 있는 음식을 피하는 것이 좋다. 예를 들면 탄산음료, 감미료, 구연산이 들어간 음식은 피하는 것이 좋다. 더하여 팥, 옥수수차, 수박, 참외 등은 이뇨작용을 한다. 카페인은 이뇨뿐만 아니라 방광을 수축시키는 작용을 하기 때문에 녹차, 커피를 많이 마시면 요실금 증상이 악화될 수 있다. 물론 과도한 섭취가 증상을 악화하는 것이므로 적당량 섭취하는 것은 문제가 없다.

한방에서는 요실금 치료에 방광을 따뜻하게 하면서 보해 주고, 하초의 기운을 북돋우는 마, 인삼, 육계, 익지인, 산수유 등의 약재가 들어 있는 처방을 많이 쓴다. 가정에서도 쉽게 구할 수 있는 것들이니 이들을 하나씩 끓여 마셔도 도움이 될 것이다. 특히 익지인과 산수유는 대추와 함께 각 10g씩 물1L에 넣고 20분 정도 끓인 다음 수시로 마시면 증세가 호전되는 것을 알 수 있다. 은행을 구워서 하루 7~8알씩 먹는 것도 효과가 좋은데 은행에는 약간의 독성이 있어 너무 많이 먹는 것은 좋지 않다. 그 외에 도움이 되는 음식으로 잣, 곶감, 홍시 등이 있다.

요실금은 증상이 심하지 않은 대부분의 경우 치료가 가능하다. 우선 근본적인 원인 증상을 파악하여 치료 계획을 세운다. 체질에 맞는 한약 복용과 침구치료로 골반과 방광, 요도의 약한 기능을 강화시키고, 전체적인 신체의 균형유지와 함께 오장육부기능을 활발하게 하여 건강하고 즐겁게 생활하여 삶의 질을 높이자.

아래와 같은 증상이 2가지 이상 나타나면 요실금이나 과민성 방광을
의심해 볼 수 있습니다.

① 소변이 마렵기 시작하면 참을 수 없을 정도로 심하게 마렵다.

② 밤에 자다가 소변을 보기 위해 2회 이상 일어난다.

③ 화장실 가기 전에 소변을 흘린다.

④ 기침, 재채기, 운동하면 소변을 흘린다.

⑤ 소변볼 때 힘이 들어간다.

⑥ 소변보려면 즉시 소변이 나오지 않는다.

⑦ 소변 줄기가 약하고 찔금찔금 나온다.

⑧ 하루에 8회 이상 소변을 본다.

⑨ 방광에 소변이 차면 아랫배가 아프다.

02

많은 여성의 고민, 난임은 어떻게 치료할 수 있나요?

생리불순 · 자궁내막증 · 자궁선근종

Q ▸▸▸ 저는 40살의 남성이고 제 아내는 35살입니다. 건강한 남성도 40대가 되면 성기능이 저하된다고 해서 결혼 후 특별한 피임을 하지 않고 임신을 서둘렀었는데, 잘되지 않았습니다. 답답한 마음에 얼마 전 난임 검사를 하게 됐는데 저는 정상이고, 아내의 나팔관이 양쪽 모두 막혀서 자연임신이 불가능한 상태라고 합니다. 인공수정도 안 되고 시험관 시술밖에 방법이 없다고 하는데, 비용 문제도 그렇고 여성에게 고통이 크다고 해서 아내가 걱정이 됩니다. 얼마 전 인터넷에서 나팔관이 막혔던 여성이 한약을 복용하고 치료가 됐다는 사례를 본 적이 있는데요, 이게 그냥 기적인 건지, 정말 한방으로 치료가 가능한 문제인 건지 궁금합니다.

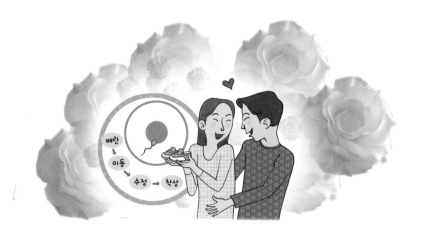

Q ▸▸▸ 저는 20대 후반의 여성입니다. 다른 친구들보다 결혼을
일찍 해서 이미 20대 중반에 첫 아이를 출산했는데요, 이상하게
첫째를 낳고 4년이 지나도록 둘째가 생기질 않습니다. 생리주기
도 규칙적인 편이고, 아직 제 나이도 젊은 편인데 왜 임신이 되질
않는 걸까요?

첫째를 쉽게 임신했었기 때문에 저나 남편에게 문제가 있을 것 같
진 않습니다. 하지만 주변에서는 제가 워낙 마르고, 몸이 찬 체질
이라 문제가 저에게 있을 거라고 하는데요, 이미 출산 경험이 있
는 여성이 몸이 마르고 차다고 해서 임신이 안 될 수도 있나요?

▶▶▶ 결혼한 부부가 정상적인 부부생활을 하며 관계를 맺으면 1년 이내에 임신이 될 확률이 80% 이상이라고 한다. 만약 피임을 하지 않았는데 1년이 넘도록 자연적으로 임신이 되지 않으면 불임이나 난임을 의심해 볼 수 있다. 요즘은 불임 대신 난임이란 표현을 많이 쓰는데 불임과 난임은 다른 의미이다. 불임이란 임신을 할 수 없는 명확한 이유가 있어서 임신이 불가한 상태를 말한다. 반면에 난임이란 임신은 할 수 있으나 쉽게 되지 않는 것을 의미하는데 보통은 정상적인 부부관계를 1년 동안 하였는데 임신이 되질 않는 경우를 말한다.

난임은 일차성과 이차성으로 세분할 수 있다.

일차성 난임은 원발성 난임이라고도 하는데 한 번도 임신을 한 적이 없는 경우를 말한다. 이차성 난임은 속발성 난임이라고도 하는데 첫 임신경험이 있는 여성이 다음 임신이 어려운 경우를 말한다. 첫째 아이는 무사히 잘 출산하였지만 둘째가 불임으로 생기지 않는 경우이다.

과거에는 난임이 여성만의 문제로 생각되기도 했지만 요즘은 남성이 원인인 난임도 많다. 남성의 경우에는 나이가 들어감에 따라 정자수가 감소하거나 정자의 활동성이 감소하여 난임이 되기도 한다. 또한 스트레스와 흡연, 과음주, 운동부족, 수면부족, 과로, 바쁜 생활에 인스턴트식품을 자주 접하는 것 등이 모두 난임의 원인이 될 수 있다.

실제로 남성과 여성 모두 35세를 기점으로 가임능력이 줄어든다고 한다. 여성의 나이가 35세를 넘어가면 난소의 노화와 기능저하로 임신의 확률이 떨어지게 된다. 임신경험이 있는 여성도 난임이 되는 경우가 생긴다. 또한 출산 후 산후조리가 여의치 않아 난관에 상처나 유착, 자궁하수, 자궁근종, 자궁용종 등이 생기기도 한다. 이러한 증상들이 배란과 착상에 장애가 되어 난임이 될 수 있고 과체중, 무리한 다이어트, 과도한 스트레스 등도 원인이 된다.

한의학적인 관점에서 볼 때 이차성 난임은 출산이 한 번 되었더라도 몸이 마르고 차가워졌다면 혈이 부족하고 몸이 차면 자궁이 찬 경우가 많다. 몸이 차다는 것은 몸에 에너지가 부족하다는 의미이므로 몸을 따뜻하게 해주면 도움이 된다. 그밖에도 여성의 경우 인체의 정상적인 생체시계(월경주기)가 맞지 않는 경우, 즉 생리불순으로 고민하는 분들이 많은데 계속되는 생리불순은 임신에 좋지 못한 영향을 끼치기도 한다. 또한 생리통이 심하거나 생리기간이 길거나 생리기간이 아닌데 출혈이 있으면 자궁내막증이나 자궁선근종 등을 의심해볼 수 있다. 모든 증상들이 난임의 원인이 될 수 있지만 이 중 자궁내막증은 배란장애와 함께 난임의 큰 원인이 된다.

요즘은 환경적인 요인도 난임의 원인이 될 수 있다. 환경유해물질, 중금속, 환경호르몬이 우리 몸을 중성화시키고 장기적인 휴대폰 사용으로 인한 전자파 노출이 생식건강에 악영향을 미치기 때문이다.

한방에서 보는 난임의 6가지 주요 원인

❶ 소화기능이 약해서 소화불량이고 소변과 대변이 불리한 비위허약
  의 경우
❷ 만성피로와 기혈 허약한 자의 경우
❸ 체중 증가와 부종을 동반한 습담체질인 경우
❹ 손발이 차고 아랫배가 차고 상열하한(기혈이 부족한 경우의 한증)
  이 있는 경우
❺ 간기울결(스트레스)로 불면증이 있는 경우
❻ 생리통, 생리불순이 잘 생기고 아랫배가 차고 생리가 덩어리진
  어혈이 생긴 경우

| 난임을 다스리는 법 |

한방에서 난임을 치료하기 위해 중요하게 생각하는 것은 평소의 생
활습관이다. 임신을 계획하고 있다면 반드시 생각해 봐야 하는 문제
가 흡연과 음주습관이다. 흡연은 태아의 발육부진, 저체중, 유산 등
과 연관되기 때문이다. 또 약간의 음주는 괜찮지만, 과음주는 난임의
원인이 되기도 하지만 태아의 기형, 정신지체 등을 유발하는 원인이
될 수 있다.

  임신이 잘 되려면 여성의 몸이 따뜻한 것이 좋은데 평소 몸이 찬
사람이라면 몸을 따뜻하게 유지해 주기 위한 방법으로 집에서 간편

하게 할 수 있는 반신욕이 도움이 된다. 또한 몸의 윗부분은 열이 나서 덥고 아랫부분은 차가운 상열하한(上熱下寒) 치료를 꾸준히 하면 좋다.

꾸준한 운동도 난임을 극복하는데 도움이 된다. 여성에게는 걷기 운동을 권한다. 일주일에 3~4회 걸어주면 다리, 허리, 복부가 강화되어 건강한 자연임신에 도움이 된다. 남성에게는 수영이 좋다. 정자생성에 좋은 환경을 만들어주고 혈액순환과 수정능력 향상에 도움이 된다. 또 체력이 강화되고 허리가 유연해지는 108배도 좋다. 하지만 무엇보다 충분한 수분을 섭취하고 충분한 휴식을 취하는 것이 중요하다. 식습관 역시 중요한데 무조건 많이 먹는 것보다 음식의 질을 높여서 골고루 선택해서 먹어야 한다.

마지막으로 난임을 극복하기 위해서 가장 필요한 것은 바로 가족들의 도움이다. 임신이 되지 않는 것을 여성의 탓으로 돌리지 않고, 마음을 편하게 가지도록 해주자. 전체 불임의 35%가 몸에 이상이 없다고 한다. 이 같은 진단에도 불구하고 임신이 되지 않는 난임 치료는, 한의학에서는 개인의 체질과 전신의 증상을 고려해 임신이 잘될 수 있는 신체 환경을 만들어주는 것에 중심을 두고 있다.

만약 위의 사례처럼 나팔관에 문제가 있는 경우라면 정밀검사를 하여 나팔관을 뚫어주는 시술을 할 수도 있지만 나팔관이 부어서 기능이 떨어진 경우라면 침, 뜸, 한약 복용으로 나팔관의 기능을 회복하는데 도움을 받을 수 있다.

- 익모초 달인 물: 어혈을 풀어주어 생리불순, 생리통, 냉증에 효과가 있습니다.
- 쑥: 자궁이 차고 생리통이 있거나 몸이 차고 손발이 찬 사람에게 도움이 됩니다.
- 당귀차: 몸이 차고 손발이 찬 경우, 빈혈, 산후 혈액이 부족한 사람에게 좋습니다.
- 율무: 몸속 과잉수분을 배출해 주고 비만으로 임신이 되지 않는 경우에 도움이 됩니다. 하지만 유산될 염려가 있기 때문에 임신 중에는 절대 마시면 안 됩니다.
- 육계차, 계피, 생강, 대추, 유자차, 오미자: 냉증에 도움이 됩니다.
- 보신장양, 오자건중탕. 복분자, 구기자, 오미자, 토사자, 사상자, 파고지: 난임의 원인이 남성에게 있는 경우 도움을 줄 수 있습니다.

임신에 도움이 되는 음식

- 통곡물, 현미, 귀리, 수수, 흑미, 보리, 우엉
- 자궁 수축 효과가 있는 양파즙, 익모초
- 자궁을 따뜻하게 해주는 인삼, 쑥
- 착상에 도움을 주는 된장, 복분자, 밤, 검정콩, 두부, 들깨, 대추, 매실차, 녹용, 생선, 견과류, 올리브유, 식물성 단백질
- 엽산이 풍부한 브로콜리, 양배추, 복분자

임신 준비 중이라면 피해야 하는 음식

- 자극적인 음식, 동물성 기름진 음식, 지방섭취, 과음, 알레르기를 일으키는 음식, 인스턴트식품
- 자궁을 산성화시켜 수정을 방해하는 맥주, 밀가루, 새우, 오징어, 닭고기 등 산성식품
- 적당히 먹는 것은 괜찮지만 너무 많이 먹으면 철분결합을 방해하는 감
- 너무 많이 먹으면 수분이나 지방질이 제거되어 아이 성장에 방해가 되는 율무
- 몸이 냉한 사람에게 좋지 않은 녹두
- 날것은 좋지 않으니 먹지 마세요. 육회, 생선회
- 설탕과 카페인이 들어 있는 커피, 녹차, 콜라, 사이다

Part

4

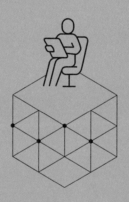

100세 시대 노인을 위협하는
노인질환

01

예고 없이 나타나는 무서운 병, 중풍.
미리 막을 수는 없을까요?

뇌졸중 · 고혈압 · 동맥경화증 · 당뇨 · 심장병

Q ▶▶▶ 저는 30대 초반의 회사원입니다. 회사 업무가 많다 보니 가끔 뒷골이 아프다가 조금 쉬면 나아지는 증상이 있곤 했는데요. 지난주쯤부터 목덜미가 아프기 시작하더니 통증이 왼쪽 목을 타고 왼쪽 얼굴까지 올라왔습니다. 왼쪽 얼굴에서 얼얼한 느낌이 든다는 표현이 맞는 것 같아요. 그런데 제가 최근에 중풍일지도 모른다는 얘기를 들어서요. 나이가 아직 젊은 편인데 그런 이야기를 들으니 덜컥 겁이 납니다. 안 그래도 두통약을 먹어도 증상이 나아지지 않아 걱정하는 중이었거든요. 정말 중풍일 가능성이 있을까요? 종합병원에 가서 CT를 찍어보면 뭐라도 나올까요? 아니면 한의원에서도 진단이 가능할까요? 평소 한의원을 병원보다 친숙하게 다녔는데 중풍인지 아닌지 확인할 방법이 있을까 싶어 이렇게 문의드립니다.

Q ▶▶▶ 저는 중학교 1학년인 여학생이에요. 얼마 전에 저희 어머니가 한의원에 진찰을 받으러 다녀오셨는데요. 한의사 분께서 풍이 올 것 같다고 하셨다고 해요. 그 얘기를 듣는 순간 너무 무서우면서도 어떻게 해야 엄마에게 풍이 오지 않게 할 수 있을지가 너무 걱정이 되었습니다. 제가 어머니를 위해 할 수 있는 게 있을까요? 어머니께 풍이 오는 것만큼은 무슨 일이 있어도 막고 싶어요. 제가 할 수 있는 방법이 있다면 정확하게, 자세하게 알려주시면 감사하겠습니다. 도와주세요.

▶▶▶ 중풍은 암에 이어 우리나라 제2의 사망원인으로 꼽히는 질병으로 특히 추운 계절에 많이 발생하는 것으로 알려져 있다. 특히나 겨울이 지나고 봄이 올 때 주의해야 하는데, 이는 봄철이야말로 낮밤의 기온 차가 매우 심한 시기이기 때문이다.

중풍은 뇌혈관의 이상에 의해 발병하는 뇌의 병변으로, 뇌혈관이 막혀 허혈성 병변을 일으키는 뇌경색과 뇌혈관의 출혈을 동반하는 두개 내 출혈로 구별된다. 중풍에 있어서 가장 중요한 증상은 의식장애로, 그 정도에 따라 경증·중증을 구분한다. 또한 편마비와 언어기억장애 그리고 구안와사의 증상 역시 동반되곤 하는데, 이러한 증상들이 오기 전에 두통과 어지럼증 그리고 구역증 등이 올 수 있다. 많은 사람들이 뇌졸중은 어느 날 갑자기 찾아오기 때문에 평상시에는

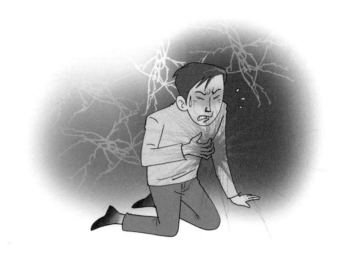

이를 알 수 없다고 말한다. 그러나 이는 뇌졸중에 대한 잘못된 상식이다. 뇌졸중은 대부분 발병 전에 분명한 전조증상을 보인다. 이 전조증상에는 어지럼증, 치매증상(기억력 감퇴), 한쪽 팔이나 다리의 무력감, 발음장애, 수족마비감, 시야 결손, 복시현상 등으로 일시적인 증상이라며 지나치기 쉽다. 그렇게 자기도 모르게 병을 키우게 되는 것이다. 따라서 예방이 곧 최선의 치료임을 인지하고 단순한 통증일지라도 의심되는 증상이 있다면 전문의를 찾아가 정확한 진단을 받는 것이 좋다. 그렇다면 중풍의 원인에는 어떤 것들이 있을까?

중풍의 원인에는 크게 내적 원인과 외적 원인이 있다. 내적 원인으로 꼽히는 요인들은 스트레스, 음식무절제, 원기허약 그리고 유전적 소인이며 외적 원인으로는 기후변화와 환경변화가 꼽힌다. 외적 요인은 앞서 이야기했듯 낮밤의 기온 차가 큰 시기 또는 직장이나 거주지 등의 환경을 뜻한다. 그리고 내적 원인의 경우 조금 더 디테일하게 이야기해 보자면 고혈압이나 당뇨, 동맥경화, 심장질환, 고지혈증, 고령, 비만, 스트레스, 운동부족, 짠 음식과 육식 그리고 가족 중에 뇌졸중 환자가 있는 것 등을 말한다. 특히나 중풍은 혈압 관리를 잘해야 하는데, 이는 중풍 원인의 15~20%가 심장질환에서 비롯된다고 보기 때문이다. 심장혈관에서 생긴 혈전이 떨어져나와 혈관을 타고 돌아다니다 뇌경색이 발생하는 것이다. 특히나 심장병 기왕력* 혹은 가족력이 있는 사람은 더욱 조심해야 한다.

| 뇌졸중에는 전조증상 알아보기 |

앞서 언급했듯 뇌졸중은 전조증상이 있다. 지금부터 이야기할 것은 17가지 전조증상으로 아래의 증상이 나타난다면 주저 말고 전문의를 찾아가 정확한 진단을 받아보기를 권한다.

---

❶ 갑자기 의식이 없어진다거나 말이 어눌해진다.
❷ 입이 비뚤어지고 한쪽 팔과 다리가 힘이 없거나 마비되어 잘 움직

● 旣往歷: 지금까지 걸렸던 질병이나 외상 등 진찰을 받는 현재에 이르기까지의 병력.

이지 못한다.

❸ 감각이 둔해져 내 살이 남의 살처럼 느껴진다.

❹ 일시적으로 한쪽 눈이 잘 보이지 않거나 물체가 두 개로 보인다.

❺ 물이나 음식을 먹을 때 사레가 들려 흘리게 되고 잘 삼키지 못한다.

❻ 하품을 자주 하고, 잘 때면 거의 코를 골며 잔다.

❼ 갑자기 머리가 아프고 무거우며 어지럼증이 나타난다.

❽ 속이 미식거리고 토할 것 같은 기분이 든다.

❾ 몸의 한쪽 팔이나 다리, 얼굴, 근육 등이 저리거나 약하게 느껴진다.

❿ 안면신경마비가 있거나 얼굴이 씰룩거리고 눈꺼풀에 경련이 일 어난다.

⓫ 한쪽 또는 양쪽 눈이 가끔 안 보이거나 희미할 때가 있다.

⓬ 소리가 안 들리거나 이명(耳鳴)이 난다.

⓭ 몸의 균형이 잘 안 잡히고 어지러우며 물건이 둘로 겹쳐 보이고 구역질이 난다.

⓮ 가끔 가슴이 아프고 숨이 찬다.

⓯ 오랫동안 고혈압이나 당뇨를 앓고 있다.

⓰ 이유 없는 두통이 오랫동안 계속된다.

⓱ 의심이나 신경질 등 스스로도 모르는 사이 성격이 변했다.

중풍의 전조증상은 누구나 겪어본 적이 있을 법한 증상들이 대부분이기에 막상 중풍을 맞게 되면 누구든 크게 당황하게 된다. 따라서 상황에 맞게 응급조치가 취해져야 한다. 지금 소개할 것은 6단계로 간략하게 정리한 중풍 발생 시 응급조치 요령이다.

- 1단계: 상반신을 높게(심장보다 머리를 높게) 두어 뇌압이 올라가는 것을 방지한다.
- 2단계: 몸을 옆으로 뉘여 음식물을 토하더라도 기도로 넘어가지 않게 한다.
- 3단계: 머리를 뒤쪽으로 젖혀 기도를 유지한다.
- 4단계: 의식이 없을 때 청심환과 같은 약물을 억지로 복용시키지 않는다.
- 5단계: 십선혈(손톱 밑 중앙에서 약 2~3㎜ 떨어진 곳에 있는 혈)을 소독된 바늘로 따준다.
- 6단계: 최대한 빨리, 안전하게 병원으로 이송한다.

동공이 정상으로 돌아오고 배변이 원활하며 외부적인 증상이 누그러진다면 중풍이 안정되었다고 보아도 무방하다. 그렇다면 중풍을 예방할 수 있는 방법은 전조증상을 잘 체크하는 것 외에 또 무엇이 있을까? 중풍은 일단 발병이 되면 최소 한 달에서 길게는 평생을 후유증과 싸워야 하는 무서운 질병이다. 무엇보다 사망률 역시 매우 높으며 재발도 잘 된다. 즉 무조건 예방을 해야 하는 질병이라는 뜻이다. 애석하게도 중풍의 예방법에 특별한 것은 없다. 중풍은 고혈압, 동맥경화증, 당뇨, 심장병 등 중풍의 유발인자가 되는 성인병이 걸리지 않도록 건강을 잘 관리하는 것이 최선의 예방법이기 때문이다. 기본적으로는 성인병을 예방하기 위해 건강관리를 철저히 하고, 추가적으로 감각이상이나 어지럼증, 신경증 등 무시하고 넘어가기 쉬운

증상들을 주의깊게 체크하는 것이 중풍을 예방하기 위한 가장 좋은
방법이다.

tip **중풍 민간요법, 중풍 예방약 만드는 법**

일본의 큐슈 가고시마겐에는 중풍과 관련된 놀라운 민간요법이 있습니다. 바로 중풍 예방약이라 불리는 민간요법인데요. 일본에서 20여 년에 걸쳐 실험해 본 결과 예방약을 만들어 복용한 수만 명의 사람 중 중풍에 걸린 사람이 단 한 사람도 없다고 합니다. 단 1회의 복용만으로 말이죠! 우리나라 매체에서도 방영되었던 이 예방약 만들기에 대해 한번 알아볼까요?

❶ 계란(유정란) 1개를 사기 또는 유리그릇에 넣고 나무젓가락으로(반드시 나무젓가락이어야 한다) 거품이 날 때까지 저어준다. (약 150회)
❷ 머위(털머위는 쓰지 말 것) 잎을 생즙을 내어 크게 3~4스푼 넣어 섞어준다. (약 50회)
❸ 주(청주 또는 법주)를 크게 3스푼 정도 넣어 섞어준다. (약 30회)
❹ 생매실(말린 매실은 불가) 1개를 씨를 제거한 후 마늘 다지듯 다져 1~3까지의 과정을 거친 혼합물에 넣고 섞어준 뒤 복용한다.

• 특징 및 주의사항
  – 반드시 ①~④의 순서대로 나무젓가락을 사용하여 한쪽 방향으로 저어주며 혼합할 것.
  – 단 한 번의 복용으로 평생 중풍을 예방할 수 있음.
  – 비용이 별로 들지 않으며 연중복용이 가능. 매년 5월 20일~30일에 복용하는 것이 좋음.
  – 복용 후 30분 동안은 다른 음식물은 물론이고 물도 섭취하지 말 것.
  – 사람에 따라 신경통에도 효과가 있음.

활기차고 행복한 노후를 위한
노인 건강관리법 좀 알려주세요!

노인성난청 · 노인성고혈압 · 노인성치매 · 노인성우울증 · 노인성골다공증
뇌졸중 · 퇴행성관절염 · 백내장 · 시력 및 청력감소 · 당뇨 · 감염성질환 · 만성폐질환
낙상 및 골절 · 요실금 · 암

Q ▸▸▸ 저는 70대 부모님을 모시고 살고 있습니다. 현재까지 두 분 모두 큰 지병 없이 건강하게 잘 지내고 계시지만 아무래도 점점 연세가 높아지시니 걱정이 됩니다. 추운 겨울에는 잠깐 외출에도 힘들어하시고 감기라도 걸리시면 쉽게 낫질 않고 한참 동안 고생을 하십니다. 요즘에는 80세까지는 건강하게 장수하시는 분들이 많다고 하는데 부모님의 건강관리를 위해 제가 신경 써 드릴 부분은 어떤 것들이 있는지 궁금합니다.

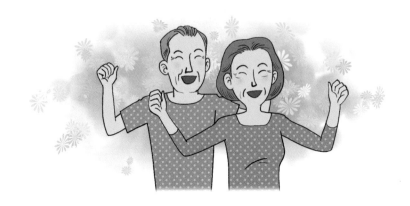

▶▶▶ 100세 시대라는 말을 들어 본 적이 있을 것이다. 통계청 발표에 따르면 2019년 태어난 아이의 기대수명은 83.3세라고 한다. 조선시대 사람들의 평균수명이 약 44세였다는 통계와 비교해 보면 2배가량 증가한 셈이다. 이제 정말 100세 시대라는 말이 먼 이야기가 아닌 것 같다.

사람의 수명이 길어질수록 단순히 오래 사는(living longer) 것이 아니라 건강하게 잘 사는(living well) 것이 중요하다. 누구나 건강하고 행복한 노년 생활을 하고 싶어 한다. 물론 건강하고 행복한 노년기를 보내는 노인들도 많지만 예상치 못한 노인질환 때문에 힘든 시간을 보내는 노인들도 주변에서 많이 볼 수 있다. 노령인구가 늘어가고, 노년기가 길어질수록 관심을 가져야 하는 것이 바로 노인들의 건강관리이다.

나이가 들면 건강의 균형을 유지하는 기능이 쉽게 손상돼 주변의 환경변화에 적응하기 힘들어진다. 또 가벼운 질병에 걸려도 심하게 병앓이를 하는 등 질병감수성이 높아진다. 이 때문에 노인들은 평소 자신에게 생길 수 있는 문제를 알고 있어야 건강을 지킬 수 있다.

노인질환은 노화와 밀접한 관련을 갖고 발생하는 신체적, 정신적 질병을 말한다. 젊은 나이부터 질병이 지속된 고혈압, 당뇨병, 관절염, 만성폐질환, 암, 만성위염, 만성간질환 등이 될 수도 있고, 노화로 인한 신체기능 감소로 발생하는 노인성난청, 노인성고혈압, 노인성치매, 노인성우울증, 노인성골다공증, 뇌졸중, 퇴행성관절염, 백내장, 시력 및 청력감소, 당뇨, 감염성질환, 만성폐질환, 낙상 및 골절, 요실금, 암 등도 모두 노인질환이다.

노인질환은 한 사람이 여러 가지 질환을 가지고 있으며, 질환의 병태나 증후가 젊은이와는 다르다는 특징이 있다. 노인 환자들은 보통 4~5가지의 만성질환을 함께 가지고 있기 때문에 진단과 치료가 어렵다. 따라서 노인의 경우에는 가지고 있는 여러 질환을 정확히 찾아내어 노인의 신체적, 정신적, 사회적 상태에 맞는 치료를 해야 한다.

노인질환의 대부분은 증상이 모호하고 복합질환으로 악화될 가능성이 크기 때문에 건강상태를 꾸준히 주의 깊게 살펴보아야 한다. 증후가 전형적이지 않기 때문에 정확한 임상진단이 곤란한 경우가 많고 물, 전해질 등의 대사이상을 일으키기 쉬우며, 특히 약물에 대한 신장기능과 간기능이 약해져 있는 경우가 많아서 약물의 흡수, 해독, 배설기능도 젊은이와 달라서 복용량도 신중히 결정해야 한다. 다행히 일부 노인질환은 치유가 가능하고 삶의 질을 높여줄 수 있으므로 증상이 심각해지기 전에 찾아내어 진단하고 치료를 받는다면 보다 행복하고 건강한 노년기를 보낼 수 있다.

대부분의 노인질환은 서서히 발생해서 만성적으로 진행되기 때문에 무엇보다도 질병의 조기발견과 예방이 중요하다. 치료에 있어서도 노인 환자 본인뿐 아니라 가족들의 협조가 매우 중요하다. 특히 나이가 들면 면역력이 약해져서 날씨가 추운 겨울이나 기온 차가 심한 환절기가 되면 건강관리에 더 각별한 주의를 기울여야 한다. 성인이라면 며칠 앓고 넘길 겨울철 독감 같은 질병도 자칫 치명적인 결과를 가져올 수 있기 때문이다. 독감은 감기와 달리 고열, 근육통, 기침 등 몸살증상이 갑자기 나타나게 되는데 만성질환이 있는 사람이나 노인들에게서는 폐렴 같은 합병증을 일으키기 쉽다. 65세 이상의 노인들은 지병이 없더라도 반드시 독감예방접종을 해야 하고 만성폐질환이나 당뇨, 고혈압, 간경화, 신부전증 등 면역기능이 떨어진 사람들도 꼭 예방접종을 해야 한다.

나이가 들면 몸의 수분이 적어지고 근육이 줄어들어 팔, 다리에 살이 빠지고 뼛속도 비어 단단하지 못하다. 이런 신체적 변화는 체온을 유지하기 어렵게 만든다. 따라서 노인들은 옷을 두툼하게 입어 보온에 각별한 주의를 기울여야 한다. 겨울철에는 몸이 위축돼 어느 때보다 건강관리에 세심한 주의가 필요하다. 특히 고혈압 증세가 있는 노인들은 갑작스러운 찬바람에 노출되지 않도록 철저한 관리가 요구된다. 기온이 낮아지면 피부혈관이 수축되어 혈압이 올라가고 혈압 상승으로 뇌출혈이나 심장병을 일으킬 수 있기 때문이다. 특히 2월에서 4월에는 일교차가 크고 꽃샘추위가 기승을 부리기도 하기 때문에 옷차림에 더 신경 써야 한다. 몸이 둔해진다고 옷을 얇게 입고 갑자기 찬 공기를 쐬면 체온이 떨어져 감기에 걸리기 쉽다.

겨울에는 핏속의 칼슘양을 조절하는 비타민D 생성이 적어 골다공증이 심해지므로 하루 한 시간가량 햇볕을 쬐며 운동을 하는 것이 좋다. 햇볕 쬐기 외에도 우유나 두부처럼 칼슘이 풍부한 음식을 충분히 섭취하면 골다공증이 심해지는 것을 막을 수 있다. 추운 날씨에는 혈관이 수축되어 있고 짠 음식을 많이 찾게 되는데 이는 혈압을 높이기도 한다. 따라서 혈압관리에도 신경을 써야 하며 음식도 되도록 싱겁게 먹도록 하고, 지나치게 짜거나 기름기가 많은 음식도 삼가는 것이 좋다. 노인들은 경미한 충격에도 손목이나 팔, 다리가 부러지기 쉬워 빙판길에서 넘어져 골절상을 입는 일도 자주 생기기 때문에 평소 가벼운 운동을 해 신체를 유연하게 만들도록 노력해야 한다.

전 세계적으로 의학이 발달하고 생활환경이 개선되어 평균수명이 길어지고 있다. 다행히 인생은 60부터라고 할 정도로 활동적이고 생기있게 생활하는 노인들이 늘어나고 있다. 노인들도 개인위생을 철저히 하고 건강을 위한 균형 잡힌 영양섭취, 꾸준한 운동을 통해 자기관리를 하면서 즐거운 노년 생활을 즐기기에 충분한 시대이다. 약한 관절에 무리를 주지 않으면서 근육운동을 효과적으로 할 수 있는 걷기, 스트레칭과 같이 낮은 강도의 운동을 꾸준히 해주면 도움이 될 것이다.

길어진 노년기를 대비하기 위해서는 경제적인 부분에 대한 준비도 필요하지만 그보다 더욱 중요한 것은 건강관리이다. 더욱 건강하고 행복한 일상생활을 영위할 수 있도록 충분한 휴식과 함께 마음에 여유를 가지고 자신만의 스트레스 해소법이나 생활에 활력을 불어넣어 줄 취미활동을 찾아보자. 친구들과 더 많은 시간을 갖고 스스로가 건강에 관심을 가지고 잘 관리해 준다면 행복한 노후를 보낼 수 있을 것이다.

tip 고침단명(高枕短命), 정말로 높은 베개를 사용하면 수명이 짧아질까?

고침단명(高枕短命)이라는 사자성어를 들어본 적이 있으신가요?
옛 어른들은 신선들이 종이 한 장만 베고 잔다는 말씀을 하기도 했는데요, 높은 베개를 사용하면 정말로 수명이 짧아질까 궁금하신 분들이 계실 것 같습니다.

흔히 낮은 베개는 아기들만 베는 것으로 알고 있습니다. 그러나 이러한 생각은 잘못된 것입니다. 높은 베개를 베면 머리의 정맥류를 압박시켜 피의 순조로운 흐름을 막기 때문에 뇌혈관 이상에서 오는 뇌졸중과 뇌출혈을 불러오기 쉽고, 목 부위의 근육을 긴장시키므로 두통을 일으키기도 합니다. 이런 측면에서 보면 고침단명이란 말이 터무니없는 낭설은 아닌 것 같습니다.

베개는 잠을 잘 때 신체의 균형을 잡아주고 편안한 잠을 잘 수 있게 도와주는 역할을 합니다. 따라서 높이가 맞지 않는 베개를 오랫동안 사용할 경우 목과 머리근육 통증, 혈액순환 장애로 인한 심장의 무리, 어린이의 골격발달 저해 등의 증상을 초래할 수 있습니다.

《동의보감》 내경편을 보면 신침법과 약침법에 관한 기록이 나오는데, 좋은 재질로 만든 베개를 쓰면 뇌졸중이나 중풍을 막을 수 있다는 내용입니다.

베개를 고를 때는 온도와 습도를 조절하면서도 탄력성을 갖는 나무, 왕겨, 메밀을 선택하는 것이 좋습니다. 나무베개는 머리를 차게 하고, 왕겨는 땀을 흡수하며 메밀은 풍기를 제거하는 작용이 있다고 알려져 있습니다. 오리털이나 화학섬유는 부드럽고 푹신하지만 자세가 흐트러지고 머리가 묻혀 땀의 증발을 막아 불쾌감을 일으키기도 합니다. 또 지나치게 탄력이 큰 베개는 귓속의 전정고리관에 강한 자극을 주기 때문에 어지럼증을 유발하는 원인이 될 수도 있습니다.

우리가 기억해야 할 점은 전 세계 장수촌의 노인들은 거의 아기베개처럼 낮은 베개를 베고 잠든다는 사실입니다. 건강은 사소한 일상생활에서 결정되기도 합니다. 꼭 베개가 아니더라도 같은 습관과 음식이 장기간에 걸쳐 우리 몸에 영향을 준다면 한 번쯤 꼼꼼히 따져보는 것이 좋을 것입니다.

Part

5

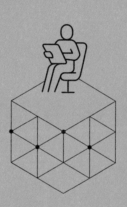

알아두면 복이 되는
건강 상식

01

한방에서 적극 권하는 율무, 율무의 효능 제대로 알기

부종 · 사지마비 · 동통 · 굴신불리 · 근육통 · 폐농양 · 맹장염 · 폐병
산후조리 · 주근깨 · 사마귀치료

Q ▸▸▸ 저는 40대 남자입니다. 근육통이 심해서 한의원을 다니며 침치료를 받고 있습니다. 그런데 한의사 선생님께서 율무를 꿀에 재워 아침과 저녁 대용으로 먹어보라고 하더군요. 율무 안에 근육통에 도움이 되는 효능이 있나요?

Q ▸▸▸ 저는 20대 여자입니다. 우연히 주변 사람을 통해서 율무차를 마시면 다이어트에 효과가 있다는 이야기를 들었습니다. 그래서 효과가 있다면 한번 마셔보려는데요. 정말로 다이어트에 율무차가 효과가 있나요? 또 어떻게 만들어 마시는 게 좋을까요?

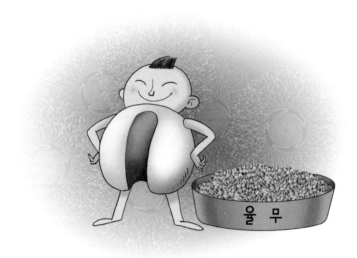

▶▶▶ 한방에서는 율무를 두 가지 이름으로 부르는데, 이는 껍질을 벗기기 전과 후로 나뉜다. 껍질을 벗기기 전에는 의이(薏苡)라 부르며, 껍질을 벗긴 율무쌀은 의이인(薏苡仁)이라고 부른다. 율무가 가진 성질은 조금 차가우며 독이 없고, 맛은 달면서도 담백하다는 것이다. 성인은 물론이고 어린아이들까지도 맛있게 먹을 수 있는 율무, 이 율무가 우리 몸에 주는 효능은 무엇일까?

먼저, 율무는 비장(脾臟)의 기능이 허약하거나 비장에 즙이 정체되어 일어나는 부종을 치료해 주는 효능을 갖고 있다. 여기서 말하는 부종은 체내에서 수액의 대사가 제대로 이루어지지 않아 붓는 것을 말한다. 비위가 허약해서 소변의 양이 적거나 잘 나오지 않는 증상에도 효능을 보이며, 식욕이 부진하거나 설사에 시달릴 때도 율무를 섭취하면 효과를 볼 수 있다. 율무의 치료 효능은 여기서 끝나지 않는다. 습이 원인이 되어 생기는 사지마비나 동통, 굴신불리, 근육통에도 효능을 보이고 열을 내리고 농을 배출시키는 작용을 일어나게 함으로써 폐농양, 맹장염과 같은 질병을 앓는 사람에게도 널리 사용된다.

또한 폐병이나 허약함으로 인한 병기를 북돋아주는 작용도 일어나게 하며, 출산 후 산후조리를 할 때도 상당한 도움이 된다. 단, 출산 전인 임산부의 경우에는 율무를 과용하면 유산 가능성이 있으므로 조심해야 한다. 또 율무는 피부에도 좋다. 거친 살갗이나 주근깨를 앓는 피부를 윤택하게 하여 윤기가 돌게 하고 사마귀 치료에도 매우 효과가 좋은 것으로 유명하다. 그렇다면 율무를 섭취하는 방법에는 어떤 것들이 있을까?

율무는 단순히 차(茶)로만 먹을 수 있는 것이 아니라 매우 다양한 방법으로 섭취할 수 있다. 첫 번째 방법은 율무쌀로 밥을 짓는 것이다. 율무쌀을 이용해 밥을 짓거나 죽을 끓여 먹을 시, 폐병에 매우 좋은 효과를 볼 수 있다. 두 번째는 묵이나 밥, 차로 만들어 오랫동안 복용하는 것이다. 율무를 묵, 밥, 차로 만들어 장복할 시, 암은 물론이고 각종 성인병을 예방하고 치료하는 데에 도움이 된다. 세 번째는 율무를 삶은 물을 섭취하는 것이다. 율무 삶은 물은 각종 간질환이나 황달을 치유하는 데에 큰 효과를 보이며, 또한 거친 피부나 습진 및 버짐으로 고생하는 사람이 율무 삶은 물에 자주 씻어주면 증상이 호전되는 효과를 볼 수 있다. 마지막 네 번째는 율무가루로, 앞서 이야기한 사마귀 치료에 효과를 볼 수 있다. 율무가루를 밥풀에 개어 하루에 몇 차례 사마귀가 난 부위에 붙여주면 사마귀를 없앨 수 있으므로 참고하여 각종 증상에 율무를 잘 활용해 보길 바란다.

몸에도 좋고 맛도 좋은 율무차 만들기

율무차는 각종 영양소가 풍부해 기미, 주근깨, 사마귀 등 피부미용에 좋으면서도 체력을 증강시키고 머리를 좋게 만드는 효과도 갖고 있습니다. 또한 신진대사를 원활하게 만들어주어 피로 회복과 자양강장에도 도움을 주는 건강식품인데요. 이처럼 맛있고도 몸에 도움을 주는 율무차 만드는 법, 한번 알아볼까요?

❶ 율무를 껍질을 벗기지 않은 채로 약한 불에 타지 않도록 볶아준다.
❷ 볶아준 율무를 방습제를 넣어 깡통에 보관한다.
❸ 율무 20~25g을 600ml의 물과 함께 차관에 넣고 보리차 끓이듯이 약한 불로 끓여준다.

껍질을 벗긴 율무를 재료로 사용할 시, 10~15g 정도를 사용하는 것이 적당하다. 껍질 벗긴 율무도 껍질을 벗기지 않은 율무와 마찬가지로 볶아서 사용해 준다.

잘못된 상식은 버리자,
제대로 알고 먹으면 더 좋은 보약

보약 Q&A 15

Q ▸▸▸ 저는 30대 초반 여자입니다. 결혼 후 아이를 가질 시기가 되어 좋은 컨디션을 만들기 위해 몸에 좋은 음식도 챙겨 먹고 운동도 열심히 하고 있습니다. 그런데 친정엄마가 보약을 지어오셨습니다. 지인들 이야기를 들어보면 보약을 먹으면 살이 찐다고 보약을 먹지 않는 분이 많더라고요. 보약을 먹고 찐 살은 쉽게 빠지지 않는다고 하여 시어머니가 지어준 가물치나 잉어즙을 몰래 버리는 경우도 있다고 들었습니다. 이야기를 종합해 보니 보약을 기피하게 되는 이유가 아무래도 다이어트 때문 같은데요. 정말로 보약을 먹으면 살이 찌고 비만이 되나요?

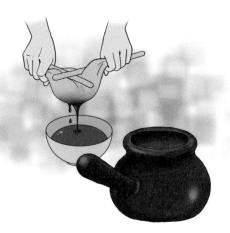

Q ▶▶▶ 저는 40대 주부입니다. 현재 초등학생 자녀를 키우고 있는데, 아이가 또래에 비해 마르고 키도 작아서 보약을 먹여볼까 생각 중입니다. 그런데 어떤 분들은 어릴 때 보약을 먹이면 오히려 아이의 건강에 좋지 않다고 해서 고민이 됩니다. 보약을 먹으면 간이 나빠진다거나 녹용을 먹이면 아이의 머리가 나빠진다는 얘기를 들었는데 정말인가요?

▶▶▶ 흔히 병을 치료하는 약은 치료약, 병은 없지만 원기를 보충해 주기 위해 먹는 약은 보약이라고 생각한다. 또 비싼 약은 보약, 보약 보다는 싼 것이 치료약이라는 비용적인 구분을 하기도 한다. 하지만 보약의 정확한 의미는 몸의 전체적인 기능을 조절하고 저항 능력을 키워 주며 기력을 보충해 주는 약, 다시 말해서 우리의 몸에 영양과 관련된 물질이 부족한 상태와 활력을 일으키는 힘이 부족한 상태 등 을 보하는 약이라 할 수 있다.

한의학적인 관점에서 병은 2가지로 나누어 볼 수 있다. 병의 초기 에 사기의 힘이 강해 기혈소통이 순조롭지 않아 발생하는 병을 실증 이라고 하고, 몸의 기혈이 부족해 생긴 병은 허증이라 한다. 보약은 바로 이 허증에 기인하는데, 즉 기혈이 부족한 병을 치료하는 약을 보약이라 일컫는다.

보약은 몸에 부족한 영양물질을 보충하고 전신 기능을 향상시켜 주고, 인체의 약해진 장기조직 기능을 개선해 본래 올바른 몸의 상태 를 찾아주고 생체저항력을 높여 질병을 예방하는 작용 등을 한다. 심 리적, 육체적 피로를 빨리 회복시켜 주며 주로 허약해서 생긴 질병을 다스려 빠른 회복을 돕고, 노화 과정을 늦추며 세포의 재생을 촉진시 켜 주고 뇌신경계에 작용해 뇌수의 기능을 높이고 사고력과 기억력 을 개선시키는 것도 보약의 기능에 포함된다.

보약은 병 없는데 먹는 약, 비싼 약이라는 잘못된 통념 때문에 어 떤 사람들은 몸에 좋다는 수많은 약초, 약재를 모두 섞어 달여 먹으 면 보약이라고 생각하기도 하지만 이는 매우 잘못된 생각이다.《동의보감》용약편에 '약귀간요(藥貴簡要) 약방유약낭(約方猶約囊)'이라는 내용이 있다. 약귀간요란 처방은 간단히 쓰는 것이 좋으며, 주머니를 졸라매듯 약을 신중히 써야 하고, 근거 없이 함부로 약을 쓰면 기를 상하게 할 수 있음을 경고하는 대목이다. 보약은 병증과 몸의 상태에 따라 부족한 부분을 보충하는 한약을 넣어 균형을 맞춰 복용해야 안전하고 우수한 효과를 낼 수 있다는 점을 꼭 기억해야 한다.

일부 여성들과 비만한 환자들은 한약을 먹으면 살이 찐다고 오해하여 복용을 주저하기도 한다. 하지만 한약을 먹는다고 반드시 살이 찌는 것이 아니다. 한약재는 칼로리로 따지면 하루 분량이 200cal 정도밖에 되지 않는다. 쉽게 말해 보약에 들어가는 약재들은 밥상의 나물과 비슷하다고 생각하면 된다. 다만 그 나물에 질병치료, 체질개선, 증상완화의 효과가 더해진 셈이다.

한방에서는 환자를 진찰할 때 그 사람의 체질 등을 살펴 약을 처방하는 것이 기본 원칙이다. 예를 들어 몸이 왜소하고 허약한 사람들은 오장육부의 기능을 원활히 해줘 식욕을 돋울 수 있는 약으로 몸을 보해준다. 또한 한약을 통해 비만을 관리하거나 살을 빼기도 한다. 살이 찐 사람들에게는 담음을 제거하고 기혈의 순행을 원활하게 하는 약을 처방해 오히려 몸이 건강해지고 생리활동이 활발해져 인체의 불필요한 노폐물이 제거되고 부종 등이 없어질 수 있으므로 건강하게 살을 뺄 수 있다.

한약 자체는 살이 찌는 것과는 아무런 상관이 없다. 약 자체에 체중을 증가시키는 성분이 있는 것은 아니므로 보약 복용 시 적당한 운동량을 유지하면 오히려 날씬하고 건강해질 수 있다. 다만 대부분 몸의 기운이 회복되면서 복용 전 저하되어 있던 소화흡수 기능이 개선되어 밥맛이 좋아지게 되면 식욕을 조절하지 못해 식사량이 늘어나거나 간식 등을 먹게 되어 살이 찔 수 있기 때문에 이럴 때는 식사량을 평소의 1/2~1/4 정도로 줄이고 간식을 먹지 않는 등 식사량 조절을 해주는 것이 좋다.

한약을 먹으면 살이 찐다는 오해는 평소 비위기능이 약한 사람의 경우 한약을 먹고 소화기 순환이 원활해지면서 식욕이 좋아진 경우에서 비롯된 것이다. 하지만 한약 자체가 설탕물이나 음료수처럼 칼로리가 높은 것이 아니기 때문에 식욕이 늘었다고 무턱대고 먹는 경우가 아니라면 한약으로 인해 살이 찌기는 힘들다. 한약을 복용하는 기간이나 이후에 식이조절만 잘한다면 한약을 먹고 살이 찌는 일은 없다. 오히려 몸 상태가 나쁘면 신진대사가 원활하지 않아 변비에 걸리고 얼굴은 더 푸석해 보인다. 이럴 때는 적게 먹어도 대사가 원활치 않아 살이 찌게 된다. 마른 사람에게는 적당한 살을 찌워주고 뚱뚱한 사람에게는 살이 빠지게 하는 것이 바로 보약이다. 그래서 한약으로 병적인 비만을 치료해 우수한 효과를 내는 한의원도 많다.

위 사례자와 같이 '보약을 먹으면 살이 찐다'와 같이 보약에 관한 잘못된 상식을 믿고 있는 사람들이 많다. 그중 가장 많이 알려진 몇 가지 잘못된 상식들을 바로잡아보자.

1. 보약은 먹기 좋은 계절이 따로 있다?

흔히 보약은 봄, 가을에만 먹고 여름, 겨울에는 먹지 않는다고 생각하는데 잘못된 상식이다. 다만 계절에 따라 쓰이는 약재가 다를 뿐이다. 예컨대 봄에는 생리기능 중 기화(기의 운동과정 중에 발생하는 변화)작용과 비위의 기능을 돕는 약재를 위주로 처방한다. 여름에는 심장 주변에서 몸의 말단으로 혈액을 운반하는 말초혈관이 확장되고 정맥순환이 잘되지 않아 땀을 많이 흘리기 때문에 이에 맞춰 보약을 처방한다. 가을에는 몸 안에서 생긴 호르몬과 생물학적 활성 물질을 직접 몸속이나 핏속으로 보내는 내분비기능을 보강하는 약재를 주로 사용하고, 건조한 날씨가 계속되기 때문에 호흡기 건강을 지켜 주고 피부 과민을 방지하는 약재를 처방한다. 겨울에는 각종 음액(陰液-진액, 혈액, 호르몬 등)과 신장의 기운을 도와주는 처방을 한다.

어떤 사람들은 여름철에 보약을 먹으면 땀으로 좋은 성분이 다 빠져나가 좋은 효과를 볼 수 없다고 생각하기도 한다. 그래서 인체의 기능이 많이 떨어지는 여름철에 특히 노약자나 환자들은 보약을 먹는 것이 좋다. 신진대사가 활발해져 불순물이 빠져나가는 것일 뿐 보약 효과가 땀으로 나가진 않는다. 땀이란 체온 조절의 부산물이다. 계절에 상관없이 신체적 정황에 맞게 보약을 복용하면 된다.

2. 사춘기에 보약을 먹으면 이성에 대한 관심이 많아져서 공부를 못하게 된다?

사춘기에 보약을 먹으면 2차 성징이 빨라지고 양기가 강해져서 공부하는 학생들은 이성에 빠지기 쉬우므로 절대 보약을 먹어선 안된다는 말을 하곤 한다.

그러나 보약은 우리 몸의 정기가 허한 것을 보충시켜 주는 약이므로 한창 성장기의 청소년, 특히 과중한 학업에 시달리는 수험생에게는 더욱 필요한 것이라 할 수 있다. 보약은 기혈을 보충시켜 원만한 성장이 이루어지도록 도와주며 정신적인 스트레스, 즉 기울의 상태를 완화시켜 마음을 안정시키므로 집중력과 사고를 높여준다. 보약 복용에는 특별한 시기가 없다. 사춘기이든 노년기이든 몸의 기가 약해져서 정말로 보약을 필요로 할 때, 바로 그때가 best timing이다.

3. 보약을 너무 오래 먹으면 오히려 몸에 해롭다?

환자들이 가장 많이 묻는 질문이 바로 한약을 오래 먹으면 머리가 나빠지거나 몸에 부담이 되지 않느냐는 우려이다. 당연히 잘못된 말이다. 모든 약은 질병의 원인이 되는 몸의 모순을 개선시키는 방향으로 처방하게 된다. 여러 다양한 질병이 있는 것과 마찬가지로 그러한 질병을 야기시키는 인체의 모순되는 원인도 많다. 그중에는 쉽게 단기간에 치료할 수 있는 질병이 있는 반면에 장기간에 걸쳐 복약을 해야 몸의 모순이 교정돼서 온전히 치료될 수 있는 질병도 있다. 몸의 모순이 심하고 깊이 존재하는 병은 단기간의 치료로 완치되는 것이 대단히 어렵다. 단기간의 치료로 몸의 모순이 개선되는 질병임에도 무분별하게 오랫동안 투약을 하거나 장기간의 치료가 필요한 질병임에도 짧은 기간만 복약에 그치는 것, 모두가 몸을 온전히 하는 치료라고 볼 수 없다. 결국 망(望), 문(聞), 문(問), 절(切)의 한의학적 진단에 의해서 현재 몸 상태, 병의 상태를 살피고 그에 따라서 치료기간을 정해서 올바르게 복용한다면 아무런 문제가 없다.

4. 보약으로 지은 것은 아무나 먹을 수 있으며, 누구든지 보약은 책에 있는 처방대로만 지으면 된다?

한약, 특히 보약은 어떻게 지었든 누구나 먹으면 건강에 도움이 된다고 생각하는 경우가 있다. 그러나 한약은 처방의 종류도 많을 뿐 아니라, 개인에 따라 각기 다른 처방을 내린다는 사실을 명심해야 한다.

예를 들어 《동의보감》을 원방으로 삼을 경우에도 각 환자의 체질은 물론 병의 원인과 증상에 따라 여러 가지 약재를 더 넣거나 빼고 써야만 정확한 처방이 되는 것이다. 그리고 더욱 중요한 것은 얼핏 보아 비슷한 증상일지라도 그 원인이 정반대인 경우도 흔하다는 사실이다.

몸을 보하는 약, 즉 보약이라는 것은 크게 네 가지로 기나 혈 또는 내장의 음이나 양을 보충하며 몸을 튼튼하게 하고 병을 이겨내는 저항력을 강하게 한다. 물론 여러 가지 소모성 질병, 면역저하 등 허증에 속하는 병증들을 낫게 하는 약도 있다.

따라서 어떤 보약이든 먹으면 무조건 좋다는 것은 잘못된 말이다. 더욱이 한의학은 개인의 특성을 중요하게 여기는 의학이기 때문에 사람마다 체질이 다른데 자칫 보약을 잘못 사용하면 오히려 독이 될 수도 있으니 주의해야 한다.

5. 인삼, 산삼, 녹용, 숙지황, 황기 등 몸에 좋다고 많이 알려진 약재
   는 누구에게나 효과가 좋다?

많은 사람들이 보약을 지을 때 자신의 체질과 질병은 생각지 않고 인삼, 산삼, 녹용 등 몸에 좋다고 흔히 알려진 한약재를 무조건 많이 넣어달라는 말을 한다. 하지만 치료약은 물론 보약도 체질을 가려 처방해야 효과를 볼 수 있고 부작용을 최소화할 수 있다. 가끔 남들이 좋다고 하는 말만 듣고 일반적으로 말하는 보약을 먹고 나서 오히려 병이 악화되어 오는 경우도 볼 수 있다. 보약은 자신이 가장 힘들 때 자신의 체질에 맞게 복용하는 것이 가장 효과적이다.

예를 들어 인삼은 누구나 먹어도 되는 건강식품쯤으로 생각하는 경향이 있다. 인삼은 분명히 좋은 효능을 가지고 있는 약재이지만 잘못 사용하면 오히려 몸에 해로운 독이 되기도 한다.

인삼은 원기를 북돋고 진액(몸속의 생리적인 체액)을 만들어주며 정신을 안정시키는 효능이 있다. 특히 과로 등으로 몸이 약해지거나 피곤을 쉽게 느끼고 소화기가 약한 경우에 도움이 된다. 하지만 속에 열이 많은 사람은 머리가 아프거나 얼굴이 붉어지고 열이 오르며 가슴이 답답해지는 부작용이 나타날 수 있다. 문제는 속 열이 많다는 것이 단순히 땀이 많거나 자신의 몸이 덥다고 느끼는 사람을 뜻하는 말이 아니라는 점이다. 자신의 속 열이 높은 체질인지 아닌지를 가려내려면 한의사의 진료를 받아보아야 정확하게 알 수 있다.

6. 보약은 무조건 따뜻하게 먹어야 효과가 있다?

보약을 굳이 데워 먹을 필요는 없다. 일반적으로 보약은 무조건 따뜻하게 먹는 것으로 알고 있으나, 약의 성질에 따라서 약의 온도도 달라진다. 예를 들면 어느 정도의 독성분을 함유한 부자와 같은 뜨거운 성질을 지닌 약재를 뜨겁게 먹을 경우 약재의 성질이 더 뜨거워져 간혹 몸의 마비가 오거나 중풍 등의 증상이 나타날 수 있다. 이렇듯 뜨거운 성질의 약재인 경우 상온에서 식혀서 먹는 것이 좋다. 그러나 감기나 열이 나는 증상일 경우에는 몸을 덥게 해서 땀으로 열을 발산시켜야 하므로 뜨겁게 먹는 것이 좋다. 약재에 따라 차게 먹는 것도 있고 미지근하게 먹는 경우, 따뜻하게 먹는 경우 등 차이가 있으므로 처방에 따라 적절한 온도에 맞춰 먹어야 한다. 단, 차가운 것과 함께 먹지만 않으면 된다. 고단백질 음식이기 때문에 찬 것과 함께 먹으면 위에서 분해가 빨리 되지 않아 설사할 가능성이 높기 때문이다.

7. 보약을 먹으면 간에 무리가 가서 간이 나빠진다?

한약이나 보약을 먹으면 간이 나빠진다든지 간염이나 간경변 같은 간질환이 있을 때 한약을 먹으면 안 된다고 생각하는 경우가 있다. 한약재가 간에 부담을 주기 때문에, 더욱이 간이 나빠지면 해독 기능이 떨어지므로 먹지 말라는 주장인데, 한방에 대한 무지에서 비롯된 이야기라 할 수 있다.

간에 이상이 생기면 흔히 쉽게 피로하고 기운이 없으니까 스스로 진단하여 한의사의 처방 없이 임의로 보약을 지어 먹거나, 특별한 치료법이 없다는 서양의학의 상식 때문에 섣부른 지식으로 임의로 약을 먹는다든지 민간요법을 써서 병의 치료는커녕 오히려 악화되는 경우가 많다. 이 경우에 대개 한약을 먹어서 나빠진 것으로 생각하기 쉽다.

간이 나빠진다는 것은 간에 손상을 입혀 간기능이 약해진다는 뜻인데 한약을 먹는다고 해서 간이 손상되지는 않는다. 간은 어떤 기관보다 다양한 기능을 하는 장기로 간의 여러 기능 중 하나가 해독작용이다. 해독작용이라고 해서 단순하게 술을 마시고 난 후에 속을 푸는 것만을 의미하지는 않는다.

한약이든 양약이든 복용하면 간으로 가서 분해가 된다. 간이 바쁘면 종종 간수치가 올라가고 일부에서는 이를 간이 나빠졌다고 인식하기도 하지만 이는 일시적인 현상이므로 '한약을 먹으면 간이 나빠진다'는 표현은 옳지 않다.

물론 한약재 중에는 간에 해가 되는 것도 있다. 하지만 이미 독성이 있는 약재들은 식품의약품안전청에서 사용을 불허한 상태이기 때문에 시중에서는 유통되지 않는다. 오히려 한약 중에는 간을 맑게 하고 간세포를 재생시키거나 간질환 때문에 생긴 자각증상을 완화시켜 주는 것들도 있다. 간질환에 한약을 쓰는 것은 오히려 다른 어떠한 치료방법보다도 간기능을 빨리 회복시켜 주는 우수한 효과가 있다. 일례로 경희대 부속 한방병원에서 '생간건비탕'이라는 한약이 만성 B형 간염에 90.5%의 치료 효과가 있다는 임상연구 결과를 발표한 적이 있다. 일본에서는 의사들도 간염 등의 간질환에 '소시호탕'이라는 한약을 응용하고 있다.

최근에는 간질환의 한의치료 성과가 꾸준히 보고되고 있다. 전문가인 한의사의 자세한 진찰을 받은 후에 증상과 체질에 맞추어 지은 한약을 복용한다면 절대로 간이 나빠질 염려가 없다.

8. 보약을 먹은 뒤 땀을 내면 안 된다?

보약을 먹은 뒤 땀을 내면 한약성분이 땀으로 빠져나간다고 믿어 일부러 운동을 안 하는 사람들이 있다. 하지만 땀을 통해 배출되는 건 노폐물이지 한약성분이 아니다. 오히려 한약을 복용할 때 운동을 통해 공기를 들이마시면 노폐물이 더 잘 빠져나가므로 건강에 좋다고 할 수 있다.

9. 임신했을 때는 보약을 먹어서는 안 된다?

임신 중에는 독성이 있는 약물들은 피해야 한다. 기피 약물들은 평상시에도 신중히 사용해야 하지만, 임신 시에는 더욱 조심해야 한다. 그러나 특정 약물을 제외한 대다수의 한약들은 임신에 전혀 해를 끼치지 않을 뿐만 아니라, 오히려 태기(胎氣)를 견고하게 하며 순산(順産)을 도와주고 임신기에 나타나는 각종 질병을 효과적으로 예방하여 치유케 하는 처방들도 상당히 연구·개발되어 있다. 심한 입덧, 임신 중에 감기로 인한 심한 기침, 태기(胎氣)가 불안하고 하혈(下血)하는 경우 등에는 급히 한의사의 진찰을 받고 적합한 처방으로 치료를 받아야 유산을 방지할 수 있다.

10. 어릴 때 보약을 먹으면 머리가 둔해진다?

소아 때는 양기가 많고 음기가 부족하다. 청소년기에는 과중한 학습으로 기력, 체력, 집중력이 떨어진다. 이런 상태를 고려해 보약을 지어 먹으면 생장 발육이 촉진되고 학습 능률이 올라 건강에 도움이 된다.

11. 한약재는 우리나라에서 생산된 게 가장 좋다?

반드시 그렇지는 않다. 한의학에는 '도지약재'라는 개념이 있다. 약재의 효과는 각 재배지역에 따라 다른데 약재마다 최적 · 최상의 효과를 나타내는 재배지가 있다는 뜻이다. 그곳에서 자란 약재를 도지약재라고 한다.

예를 들면 파인애플이나 바나나 등은 우리나라에서는 나지 않는 과일로 열대 재배지에서 자라야 최상의 상품이 된다. 녹용은 추운 지방에 사는 사슴일수록 진가를 발휘한다. 우리나라는 추운 지방이 없기 때문에 국내산 녹용은 효능이 낮다. 신토불이가 어디에나 적용되는 것은 아니라는 뜻이다. 물론 우리나라에서 생산된 정선의 황기나 금산의 인삼, 밀양의 맥문동 등 최고 품질의 도지약재도 있다.

12. 보약을 많이 먹으면 죽을 때 고생한다?

보약이란 신체 장기의 허약한 부분을 보강, 원기를 북돋아준다. 보약을 먹고 건강을 되찾았다 하여 죽을 때 고생한다면 건강한 노인들도 죽을 때 고생한다는 말과 같다. 어렵게 살던 시절 노부모의 보약을 고집하는 자식을 회유하려고 만든 자식 사랑에서 와전된 것 같다.

13. 보약에는 인삼과 녹용이 꼭 들어가야 한다?

감초, 마, 만삼, 백출, 인삼, 황기는 기(氣)를 보하고 녹용, 당귀, 백작약, 숙지황, 하수오, 용안육은 혈을 보한다. 인삼과 녹용 등은 독성은 거의 없으나 열을 내므로 고열, 염증, 초기 감기, 결핵 등에 쓰게 되면 부작용이 나타날 수 있어 체질에 맞게 써야 한다.

14. 보약 먹을 때 무를 먹으면 머리가 희어진다?

아니다. 흔히 보약에는 숙지황이 많이 들어가는데, '숙지황'과 '생무'를 함께 먹으면 약효가 떨어지기 때문에 이 두 가지를 같이 못 먹게 하기 위해서 나온 얘기다.

15. 보약을 먹을 때 돼지고기, 닭고기는 먹으면 안 된다?

어떤 약이든 모든 약은 처방받을 때 복용시간, 복용량, 다른 약물과의 상호관계, 약 복용 시 피해야 할 음식 등에 대해 정확한 복약 지도를 받는다. 한약 또한 마찬가지이다. 한약을 복용할 때는 정확한 복용 방법과 복용 시 주의사항에 대해 알고 있어야 한다.

한약 복용 시 처방에 따라 돼지고기, 밀가루, 닭고기, 지방질이 많은 육류, 생선회, 녹두, 술 등을 함께 먹지 않는 경우가 있다. 그 이유는 돼지고기, 밀가루 등 찬 성질의 음식은 소화기능을 떨어뜨려 약의 흡수를 저하시키기 때문이다. 반대로 더운 성질의 닭고기나 지방질이 많은 육류는 몸 안에서 열을 조장하기도 한다. 해독기능이 강한 녹두도 약효를 약화시킬 수 있다. 술 또한 생체리듬을 깨고 비정상적인 열을 만드니 주의가 필요하다.

일반적으로 한약은 지방질이 많은 음식과 함께 복용하면 흡수율이 떨어진다. 따라서 한약을 복용할 때는 삼겹살처럼 지방이 많은 부위는 삼가는 것이 좋다. 하지만 돼지고기를 먹었다고 해서 한약을 거를 필요는 없다. 또한 닭고기는 뜨거운 성질의 음식이고 돼지고기는 찬 성질의 음식이다. 한약을 처방할 때 몸이 찬 경우에는 몸을 덥혀주는 약재를 사용하고 몸에 열이 많은 경우에는 몸을 식혀주는 약재를 사용한다. 이 경우 한약 처방 시 한의사는 삼가야 할 음식에 대해 주의를 준다. 따라서 이를 제외한 일반적인 경우에는 닭고기나 돼지고기의 살코기 부위 위주로 먹으면 된다.

사실 이런 금기식품들은 '절대로 먹으면 안 된다'는 것도 있지만, 약효를 극대화시키기 위해서 '피하는 것이 낫다'는 정도로 이해하면 적당하다. 또한 평소 본인이 특정 음식을 먹었을 때 소화가 안 되거나 속쓰림, 설사, 알레르기 등의 증상이 있었다면 따로 금기 식품으로 주의하라는 이야기를 듣지 않았어도 스스로 삼가는 것이 좋다.

금기 식품이 한약마다 똑같지는 않으며 처방된 약재에 따라 또는 체질과 병증에 따라 다르므로 담당 한의사와 상의하여 복용한다면 큰 문제가 없을 것이다.

알아두면 좋은 탕제 외 보약의 종류

한약에는 약초를 건조시킨 것을 여러 가지 배합하여 달여 마시는 '탕액'을 중심으로, '환', '단', '산', '고'의 5종류가 있는데 가장 효과적이고 바람직한 복용법으로는 탕액을 추천합니다.

❶ 탕(湯)은 갈근탕, 마황탕처럼 약제명으로 쓰이고 있으나, 이 탕이라는 글자는 큰 병을 소탕하고 씻어내린다는 의미도 갖고 있습니다.
❷ 환(丸)은 생약을 개어 둥글게 빚은 약으로 만성병에 많이 사용되고 있습니다.
❸ 산(散)은 생약을 가루로 만든 가루약을 말하고 또 뿌린다는 의미로 급한 병을 퇴산(退散)시킬 때 주로 사용됩니다.
❹ 단(丹)은 벌꿀에 갠 특수한 약을 말하는데 보약을 목적으로 사용합니다.
❺ 고(膏)는 주로 바르는 약으로 연고 같은 외용약과 먹는 엿과 같은 엑기스가 있습니다.

이밖에 고질적인 만성병에는 술(약주)를 사용하는 경우가 있는데 가장 대중적인 것이 인삼주, 구기주, 뱀술 등이 있습니다.

건강을 위협하는 잘못 알려진 민간요법

민간요법 Q&A 22

Q ▸▸▸ 할머니 손에서 자란 30대 초반 남자입니다. 어린 시절 할머니와 대부분의 시간을 보내면서 여러 가지 민간요법을 배우게 되었습니다. 지금도 크게 아프지 않으면 병원에 가지 않고 민간요법으로 치료를 하곤 합니다. 그런데 얼마 전 우연히 보게 된 TV 건강프로그램에서 제가 평소에 알던 민간요법 중 몇 가지가 잘못되었다는 사실을 알게 되었습니다. 제가 생각할 땐 효과도 있었던 것 같은데, 잘못된 민간요법이었다니 놀라웠습니다. 많이 알려진 민간요법 중에서 한의학적으로 잘못된 처방이 있다면 알려주세요.

▸▸▸ 요즘에는 몸이 아프면 약을 먹거나 병원을 찾지만, 병원이 적던 과거에는 민간요법이 많이 이용됐다. 민간요법이란 말 그대로 민간에서 흔히 사용되는 질병 치료법으로, 오래전부터 전해 내려오면서 병을 치료하고 예방하는데 쓰였다. 민간요법은 사람들이 의사의 손을 거치지 않고 자기 병을 고치기 위하여 몸 가까이에 있는 식물성·동물성·광물성 물질들을 써본 실천적 경험에 기초하여 생겨났고 오랜 세월과 더불어 전해 내려오면서 병 치료에 널리 쓰여왔으며 그 과정에서 내용들이 보다 풍부해졌다. 현재에도 민간요법은 다양한 형태로 전해져 내려오며 쓰이고 있다. 물론 민간요법 중에서는 근거가 있고 확실히 효과가 있는 치료법도 있지만 반대로 오히려 더 악영향을 끼치는 치료법도 있어 주의가 필요하다. 우리가 흔히 알고 있거나 한 번쯤 들어봤을 잘못된 민간요법에 대해 알아보자.

1. 개소주, 흑염소는 무조건 좋기 때문에 먹어도 된다?

한의학에는 구육탕과 양육탕이라 하여 개와 흑염소 또는 양고기를 첨가하여 한약을 조제하는 처방이 있다. 이 처방에서는 한약재가 주재료가 되고 개고기나 흑염소는 약효를 상승시키는 역할을 한다. 그런데 요즘 사람들이 많이 먹는 일반적인 개소주나 흑염소는 대부분이 한의사에게 처방받지 않고 개소주집이나 흑염소집 주인 임의로 한약재를 넣어 만든 것이기 때문에 자신의 몸에 맞지 않는 경우가 더 많다.

간혹 허약한 사람에게 개소주가 좋다는 말을 듣고 임의로 복용하

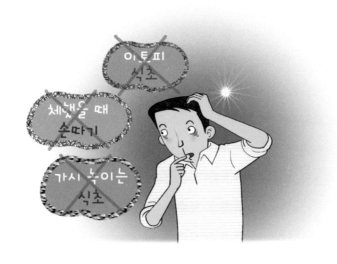

려는 사람이 있는데, 열이 있는 체질에는 개소주가 금물이다. 개소주를 만들 때 체질에 상관없이 한약재를 쓰거나 스테로이드 제제를 쓰는 곳도 있으므로 함부로 먹어서는 안 된다. 특히 개고기나 흑염소는 잘못 먹으면 비만, 고혈압, 중풍 등을 유발할 수도 있으므로 반드시 한의사가 환자의 체질과 병세에 맞게 처방한 약제를 넣어 달여 먹는 것이 바람직하다. 올바르게 조제하여 복용하면 기력약화나 부인병 등에 좋은 치료 효과를 볼 수 있는 것을 무턱대고 복용하여, 설사를 하거나 심지어는 다른 질환까지 유발하는 피해는 없어야 할 것이다.

2. 오리고기, 보신탕 등이 중풍예방에 효과가 있다?

《동의보감》에 의하면, 흰오리고기는 본성이 차고 맛이 달며 보하는 작용이 있으면서 장부를 조화롭게 하고 열을 제거하는 작용을 하고, 검은오리고기는 몸을 원활하게 하지만 이질을 일으킬 수 있어 많이 먹으면 해를 입는다고 했다.

또 개고기는 성질이 따뜻하고 맛은 짜면서 신맛이 있어 오장을 편안하게 하고 피로와 기의 손상과 혈맥을 도우며 위장을 두텁게 하고 골수를 메우고 허리와 무릎을 튼튼히 하며 양기를 돕고 기력을 나게 한다고 한다.

하지만 몸에 좋다고 오리고기와 개고기를 많이 섭취하게 되면 곧 고단백질이 체내에 필요 이상으로 많이 쌓이게 되므로 보신탕이나 오리고기를 많이 먹는 사람들은 중풍에 걸릴 확률이 안 먹는 사람에 비해 몇 배 높다.

3. 한약을 먹으면 고혈압약은 그만 먹어도 된다?

혈압약은 절대로 끊으면 안 된다. 한약만으로 고혈압을 치료하는 것은 장기적으로 인체의 기혈을 조절하여 몸에서 스스로 혈압을 안정시킬 수 있도록 하는 것이다. 한약을 복용하면서 인체의 기혈을 조절하는 동안에 고혈압약을 복용하면 오히려 고혈압에 대한 치료 효과가 배가되어 혈압이 안정적이 된다. 만약에 혈압약을 끊고 한약만으로 치료한다면 급성적으로 고혈압 증상이 생겨서 위험할 수 있다. 그러므로 혈압약을 끊으면 안 된다.

4. 감기엔 고춧가루가 좋다?

고추의 매운맛이 강한 자극제로 발한(發汗)작용을 하는 것은 사실이다. 그리하여 땀을 배출하여 어느 정도 겨울철의 찬바람으로 인한 감기에는 효과가 날 수 있다. 그러나 너무 과하게 고추를 복용하면 고추의 맵고 뜨거운 성질로 인해 위장의 손상을 입을 수 있으므로 조심해야 한다. 적당히 땀이 날 수 있도록 하는 정도만 고춧가루를 음식에 뿌려서 먹는 정도로 해야 한다.

5. 목이 쉬었을 때는 날달걀이 좋다?

달걀은 성질이 평하며 맛은 달고, 열독으로 인한 종기나 근육이 굳어 경직되는 등을 치료한다. 마음을 진정시키고 오장을 편안하게 하며 태아를 안정시키고 중풍으로 목이 막혀서 음식을 먹지 못할 때 목구멍을 열어주고, 임신부의 유행열병을 다스린다고 한다. 날달걀은 폐, 기관지를 도와주는 효과가 있어서 목이 쉰 병에 잘 듣는 효과가 있다. 아울러 피로나 과로 및 영양결핍에 대한 보충으로서의 의미로도 날달걀이 효과가 있다. 그러나 너무 과식하면 소화를 저해할 수 있으니 하루에 2개 이상은 복용하지 않는 것이 좋다.

6. 우황청심환은 만병통치약이다?

우황청심환은 감정의 변화가 심하고, 정신이 맑지 못하거나 혼란스러움 등의 증상을 치료하는 약이다. 허준 선생은 《동의보감》에서 중풍, 즉 뇌졸중의 증상에 대한 응급처방 효과가 있다고 쓰고 있다.

심장이 뛰거나 가슴이 답답하거나 울화가 치밀 때 등 우황청심환을 응급 만병통치약처럼 생각하는 사람도 있지만, 요즘 수험생이나 머리가 조금 아파도 우황청심환을 찾아 오남용하는 사례가 많다. 뇌졸중이나 심근경색으로 의식장애, 수족마비 등 응급상황이 올 때를 대비한 가정상비약으로서 훌륭한 약이지만 남용을 한다든지 무조건 머리가 무겁다고 해서 복용하는 약은 아니다.

또한 뇌졸중이 발병해 의식이 없을 땐 우황청심환을 먹여선 안 된다. 의식이 없는 상태에서 무엇을 입으로 넣어 삼키게 하면 기도가 막혀 질식사할 위험도가 높기 때문이다.

7. 알로에는 만병통치약이다?

알로에는 성질이 차고, 맛은 쓰며 독이 없어 소염진통제로 염증을 가라앉히는 데에도 사용된다. 그래서 소아의 만성 소모성 질환을 다스리고 회충을 죽이며 치질이나 피부병 및 소아의 열성 경기를 치료한다고 한다. 최근에는 만성변비에도 사용하며 좋은 효과를 보는 경우가 있는데 이는 보통 몸에 열이 있는 사람에게 적합하지만 몸이 냉한 사람의 변비에는 적합하지 않다. 설사를 자주 하는 사람이나 속이 찬 사람 또는 임산부는 반드시 삼가야 한다.

8. 몸보신에는 흑염소가 제일이다?

염소고기는 열이 아주 많고 맛이 달며 독은 없다. 허약하고 과로를 치료하며 차고 냉한 체질에 적당하며, 기를 돕고 마음을 진정시키고 소아의 경기를 다스린다고 했다. 몸이 찬 사람에게는 몰라도 열병을 앓고 난 후에는 먹지를 못하는데 이유는 염소가 매우 열이 많아서 오히려 열을 조장할 수 있으며, 학질 환자가 염소고기를 먹으면 발열하고 지쳐 죽음에 이르게 된다고 했다.

그러므로 염소고기는 열이 많은 사람의 경우에는 먹으면 오히려 해가 될 수도 있다. 최근에는 성인병의 원인이 될 수도 있다는 연구도 있다. 체질을 생각하지 않고 임의로 음식을 먹는다면 약이 아닌 독이 될 수도 있다.

9. 인삼은 건강식품의 일종이다?

"집에 인삼이 있는데 여기에다 넣어 함께 달여도 되나요?"

약을 지어가면서 이렇게 물어오는 경우가 있다. 옛날에는 인삼을 불로장생약으로 생각하였다. 요즘에는 인삼을 쉽게 구할 수 있어서 인삼을 단순히 건강식품으로 생각하는 것 같다. 그러나 인삼은 분명히 약재이다. 또 최근에는 강심작용, 노화예방, 간기능 회복, 피로 회복 등 많은 부분에서 그 약효가 입증되고 있지만 그 역시 체질과 병증에 맞을 때 얻는 효과이다. 따라서 잘못 쓰면 전혀 효과가 없거나 오히려 해로운 경우도 있다는 것을 명심해야 한다. 예를 들면 속이 찬 사람에게는 비위의 기능을 높여주고 냉한 체질을 덥게 해주는 탁월한 효능을 보이지만, 속이 더운 사람에게는 머리가 아프거나 얼굴이 붉어지고 열이 오르며 가슴이 답답해지는 부작용을 일으키기도 한다.

그래서 인삼이 잘 맞는 사람이 평소에 인삼을 일정량 꾸준히 달여 먹으면 건강에 좋지만, 이러한 사람이라 할지라도 감기 등으로 인해 고열이 있을 때는 피해야 한다.

10. 땀이 많이 나는 것은 몸이 허해서 그렇다?

예로부터 사람들은 땀이 많이 나면 허약해서 그렇다며 황기를 삶아 먹었다. 그러나 땀이 나는 것은 단순히 몸이 허한 상태가 아니더라도 정상적인 신진대사를 위해서도 날 수 있기 때문에 단순히 열의 발산을 위해 생리적인 현상으로 땀이 나는데도 황기를 삶아 먹는 것은 잘못이다. 결국 땀이 나는 것은 여러 가지 원인이 있을 수 있으므로 스스로 진단하는 것은 금물이다.

11. 결명자를 먹으면 눈이 맑아진다?

결명자는 찬 성질의 약이라 몸이 찬 사람에게는 듣지 않는다. 또 충혈된 눈이나 피곤한 눈에는 도움이 되지만 노환으로 눈이 나빠진 사람에게는 효과가 없다.

12. 지네는 허리 아픈 데 좋다?

지네는 어혈(몸의 혈액이 비정상적으로 일정 부분에 몰려 있는 것)이 심할 때 쓴다. 염좌, 즉 삐거나 넘어졌을 때와 맞았을 때도 잘 든다. 하지만 허리 디스크에는 아무 소용이 없다. 디스크는 약, 물리치료, 침으로 병행 치료해야 한다.

13. 홍화씨는 갱년기나 골다공증에 좋다?

홍화씨는 뼈를 잘 붙게 하는 성질이 있어, 골절상을 당했을 때 가루를 내 소주에 7일 정도 담갔다가 하루 소주 1잔 정도를 복용하면 좋다. 골다공증, 갱년기 예방과는 무관하며 허리 아픈 데는 오히려 삼가야 한다.

14. 사슴피나 자라피는 정력제?

사슴피나 자라피는 정력제라기보다는 보혈제이다. 과로나 출산 후, 빈혈로 어지럽고 손바닥이 저린 증세에 잘 듣는다. 문제점으로는 피가 기생충에 감염돼 있을 경우에 건강을 해치게 되며, 일정 기간 꾸준히 먹는 것이 아니라 어쩌다 한번 먹는 것으로는 효과를 볼 수 없다.

15. 게장과 꿀을 같이 먹으면 사망한다?

아니다. 게의 속성은 성질이 차고 서늘하며 맛은 짜며 독이 있다. 가슴의 열과 비장과 위장을 다스리며 음식물을 잘 소화시킬 뿐 아니라 옻독을 다스리고 산후의 복통과 어혈을 치료한다고 한다. 그러나 집게발의 끝을 먹으면 풍기(風氣)가 들어 몸이 한쪽으로 치우칠 수 있으며, 큰 게는 열기를 풀고 작은 게는 구토, 설사를 하게 하며, 게의 발 크기가 다르면 모두 독이 있다고 한다.

게가 약간의 독이 있는데 너무 과하게 먹으면 오히려 비위를 손상시키는 데다가, 꿀을 먹으면 손상된 비위가 더욱 체하게 되어 거북하게 된다. 게의 독을 푸는 데는 연뿌리즙이나 오이, 마늘즙을 먹거나 깻잎을 먹는데, 이것을 게장 먹을 때 같이 먹으면 도움이 될 것이다.

음식이라고 해서 독이 없다는 생각으로 한 가지를 너무 많이 먹는다거나 정확하지 않은 불확실한 지식을 믿고 어설프게 음식을 골라 먹는다면 오히려 더 해로울 수가 있으니 주의해야 한다.

16. 한약을 먹으면 살이 찐다?

"나는 먹기 싫다고 그랬는데도 지난번 수술 후에 친정어머니가 지어다 주신 한약을 먹었더니 이렇게 살이 쪘지, 뭐야."

"우리 아이는 어릴 때 한약을 먹은 이후로 갑자기 살이 쪄서 비만이 되어버렸어요."

실제로 주변에서 이런 이야기를 들어 본 적이 있을 것이다. 이런 경우는 한약으로 인해 몸의 상태가 개선되거나 회복되면서 식욕이 좋아질 수 있고 그로 인해 살이 찐 것일 확률이 높다.

통계에 의하면 비만의 유전 정도는 부모가 모두 비만일 경우에는 약 80%, 한쪽 부모가 비만일 경우에는 40% 정도로 비만이 나타나는 것으로 보고되어 있다. 비만 그 자체가 유전은 아니라 할지라도 체질, 체격, 체형, 식사습관, 생활습관 등이 닮는 경우가 많기 때문에 이러한 결과가 나타나는 것 같다. 한약은 현재의 몸 상태를 개선하고 치료하는 것이며, 사람에 따라서 쉽게 살이 찌는 체질이 있기는 하지만 정확한 진찰에 의한 한의사의 처방이라면 더욱 안심하고 복용해도 된다.

17. 녹용을 먹으면 살이 찐다? 녹용을 먹이면 아이의 머리가 나빠 진다?

일반인들이 가장 살이 찔 것이라고 생각하는 약재가 바로 '녹용' 이다. 녹용은 새로 돋은 사슴의 연한 뿔로 기혈을 생성하고 근골 을 강하게 하는 효과가 있어 많이 먹는 약인데, 1회 복용량은 대개 8~10cal이며 지방이 일부 함유되어 있지만 대부분 단백질, 회분, 섬 유질, 칼슘 등 무기질을 담고 있다. 때문에 녹용의 칼로리와 성분만 으로는 체중 증가의 원인이 되기 어렵다.

녹용을 많이 먹이면 뇌기능이 저하되어 바보가 된다고 하는 속설 이 있다. 일설에 따르면 조선 시대 후궁들이 궁중의 녹용을 자신이 낳은 옹주나 대군에게 먹이려고 훔치는 경우가 잦았다고 한다. 그래 서 어의가 꾀를 내어 "녹용을 먹으면 머리가 둔해진다."라는 말을 퍼 뜨려 이것이 와전되어 잘못된 상식으로 자리 잡았다고도 한다.

녹용은 원기부족이나 중병 후의 건강회복에 효과가 있는 약인데, 특히 허약한 어린이의 성장을 촉진시키고 건강한 몸으로 만드는 데 좋다. 한창 크는 어린이는 몸이 건강해야 뇌세포도 함께 발달할 수 있으므로 녹용을 먹으면 오히려 머리가 좋아질 가능성이 더 많다. 또 녹용은 간장기능을 활성화시켜 환자의 조혈기능을 촉진하여 쇠약해 진 심장기능을 강화시켜 주는 효능이 있다. 신경 쇠약이나 병후 쇠약 에 사용하면 강장작용을 발휘하기도 한다. 감기, 체기가 있거나 몸 에 열이 있을 때 녹용을 먹이면 안 되기 때문에 생긴 말이다. 어린이 라고 해서 특별히 녹용이 부작용을 빚는 것은 아니다. 하지만 아무리 좋은 보약이라 한들 무조건 많이 먹는다면 문제가 될 수 있으니 주의해야 한다. 체질과 상태, 소화기능을 고려하지 않고 체질이나 병증에 맞지 않는 사람이 장기간 복용하면 부작용이 생길 수도 있으므로 전문가와 상의하여 쓰는 것이 바람직하다.

18. 산후조리에는 가물치와 잉어를 고아 먹으면 좋다?

《동의보감》에는 잉어와 가물치를 고아 먹으면 젖이 부족할 때 효과가 좋으며, 단백질과 아미노산이 풍부해 빠른 시간 내에 기운을 회복하게 한다고 기록되어 있다. 그러나 기가 허하고 몸이 차가운 사람이 가물치를 먹으면 부작용이 나타나므로 자신의 몸 상태를 알고 먹어야 한다. 또 단백질이 주성분인 보양식인 만큼, 수유를 위해 칼로리 섭취가 높고 움직임이 적은 산후조리 기간에는 살이 찔 염려가 있어 산후 다이어트에 좋지 않다. 따라서 속이 냉하고 기가 약한 산모나 체중이 많이 증가한 산모는 피하는 것이 좋다.

19. 산후조리를 할 때 호박이나 호박즙을 먹으면 부기가 빠진다?

호박은 전체 성분 중 수분이 84%나 되고 덱스트린, 펜토산, 갈락탄 등 인체에 유익한 성분도 많이 포함하고 있다. 특히 한방에서는 호박이 눈을 밝게 해주고 천식과 감기 치료에 좋은 것으로 알려져 있다. 또 호박에 있는 황적 색소는 카로틴과 비타민 A, C의 부족을 해소시켜 줄 수 있다. 하여 감기에 걸렸을 때는 균형 있는 영양 섭취로 체력을 보강하면서 호박을 담백하게 쪄서 먹는 것이 좋은데 카로틴은 체내에서 비타민으로 바뀌고 또한 칼로리도 높으므로 체력 유지에 도움이 되기 때문이다.

물론 호박은 레티놀이 풍부해 신장의 이뇨작용을 돕기 때문에 부기를 빼는 데 효과가 있다. 하지만 출산 후 부기는 일반적인 부기와는 달라 인위적으로 소변량을 늘게 해서도 안 되고 땀을 지나치게 내는 것 또한 좋지 않다. 따라서 산후조리에 호박이나 호박즙을 먹어서 부기를 빼는 것은 권하지 않는다.

20. 홍삼은 면역력을 높이는 데 최고다?

예전에는 홍삼이 녹용보다 귀하게 취급되었을 정도로 한약재 중 최상으로 여겨졌다. 홍삼은 수삼을 쪄서 말린 붉은 인삼으로 다양한 사포닌을 함유하고 있어 생리활성 성분을 생성하여 원기회복, 항산화 작용, 자양 강장에 큰 도움을 주는 것으로 알려져 있다. 특히 우리 몸의 면역력을 향상시키고 항암 및 약 32가지 정도의 약리 성분이 골고루 들어 있어서 인기가 많다. 식약청에서도 홍삼의 면역력 향상능력과 항암효과는 객관적으로 인정한 바 있다. 보약은 한의원에서 진맥과 진료를 통해 특정 약재와 보양에 좋은 식품을 추가해 달이는 경우가 많은 반면 홍삼은 간편하게 누구나 거부감없이 먹을 수 있게 시중에 여러 가지 제품으로 나와 있는 것이 장점이다. 피로를 자주 느낀다면 홍삼이 도움이 될 것이다.

그러나 시중에 유통되는 홍삼 제품의 대부분이 0.05~10% 이내의 저급의 홍삼함유량에 각종 중국산 약재를 혼합하여 만든 엉터리

제품을 판매하고 있는 경우가 있기 때문에 홍삼 제품을 구입할 때는 꼼꼼하고 세심한 주의가 필요하다.

성분함량에 일체의 첨가물이 들어가 있지 않은 홍삼 100%(고형분 2% 이상)의 홍삼액이나 홍삼 100%(고형분 60% 이상)의 농축액을 구입해 섭취한다면 피로 회복과 면역력 향상에 좋은 효과를 볼 수 있다.

21. 천식에 좋은 은행, 하루에 3~4알만 먹어야 한다?

은행나무는 어버이 대에 심은 것이 손자 대에나 가서야 열매를 볼 수 있기 때문에 '공손수'라고도 한다. 한방에서 은행은 백과라고 하는데 폐와 위장의 탁한 기운을 깨끗하게 해주고 기침, 가래, 천식은 물론 고혈압, 탈모, 야뇨증에도 효과가 있기 때문에 과량만 복용하지 않으면 적절한 효과를 볼 수 있다.

하지만 독성이 있어 날것으로 먹게 되면 목구멍에 자극을 일으키고 어린아이들은 경기를 일으키게 된다. 보통 기름에 볶아서 먹거나 구워서 먹게 되는데 한꺼번에 150개 이상을 먹으면 발열, 구토, 호흡 곤란이 일어나고 생명에도 위협을 줄 수 있으니 많이 먹지 않는 것이 좋다. 보통 5알 정도, 8~10알 이상은 먹지 않는 것이 좋다. 더불어 은행잎에는 항균 작용이 있어 책갈피로 끼워 놓으면 책이 좀먹는 것을 방지할 수 있다.

22. 한약의 색은 검고 탁할수록 좋다?

한약 색깔은 검고 탁해야 좋은 것이라고 생각하는 경우가 많은데 이것 또한 잘못된 상식이다. 한약은 무조건 까맣고 검어야 하는 것은 아니다.

우리 몸에 '기'와 '혈'이 있듯이 한약 역시 기를 치료하는 약과 혈을 치료하는 약이 있다. 기를 치료하는 약은 대체로 맑고 혈을 치료하는 약은 검다. 이는 처방에 따라 약물의 종류 및 달이는 방법이 다르기 때문이다. 예를 들어 혈을 치료하는 처방은 주로 숙지황이라는 약이 들어가는데 이 약물이 들어가는 한약은 비교적 검은 편이다. 또 한의학에서 대표적으로 쓰는 '보중익기탕'이라는 처방은 기를 치료하는 약으로 이 처방을 달이면 비교적 맑게 나온다. 이처럼 한약이 무조건 검어야 하는 것이 아니기에 가끔 한약이 검지 않다고 불만을 토로하는 경우가 있는데 한의사로서 이런 상황에서는 울 수도 없고 웃을 수도 없다. 특히 한약을 사골과 같이 푹 고아 달여야 하는 것으로 잘못 알고 있는 사람들이 많은데 한약을 푹 고아 버리면 약 안의 유효한 성분이 파괴되기 때문에 절대로 그래서는 안 된다.

❶ 사과: 폐를 보호해 주는 기능이 있어 흡연자에게 좋은 식품으로
 콜레스테롤을 낮춰줍니다.

❷ 고추: 비타민C가 풍부하고 매운맛을 내는 캡사이신 성분이 신진
 대사를 활발하게 해주며 다이어트에도 효과가 있습니다.

❸ 아보카도: 비타민C, B가 풍부하며 심장마비를 예방해줍니다.

❹ 수박: 전립선을 건강하게 해주며 동맥 속에 이물질이 쌓이는 것을
 막아줍니다.

❺ 연어: 염증, 알레르기, 피부 트러블 등을 완화시켜 주는 오메가3
 지방산이 풍부합니다.

❻ 블루베리: 세포를 보호하고 면역기능을 높여주는 산화방지제가
 풍부합니다.

❼ 달걀: 주요 단백질 공급원으로 콜레스테롤의 흡수를 감소시키고
 눈병을 예방해줍니다.

❽ 곡물시리얼: 콜레스테롤 수치를 낮춰 혈액순환이 잘 되게 도와주
 는 섬유질이 들어 있으며 비만과 당뇨, 심장병을 예방해줍니다.

❾ 카레가루: 관절염의 통증을 완화시켜 주는 성분과 항암 물질이 들
 어 있으며 염증을 예방해줍니다.

❿ 땅콩버터: 혈압을 조절해 주며 심장병을 막아주는 성분이 들어 있
 습니다.

미국 〈타임(time)〉에서 소개한 10가지 건강식품

❶ 토마토: 카로틴의 전구체인 라이코파인이 풍부해 전립선암 등 각 종 암 발생 위험을 줄여주는 항독작용을 합니다.

❷ 시금치: 살찔 걱정이 전혀 없고 철, 비타민B, 아미노산 등이 풍부 해 야맹증은 물론 아이들의 신경결손 및 심혈관계 질병을 예방합 니다.

❸ 적포도주: 폴리페놀로 알려진 항독물질이 몸에 유익한 HDL콜레 스테롤을 활성화시킬 뿐 아니라 혈관 경화를 초래하는 펩타이드 생성도 막아줍니다. 하지만 너무 마시면 간질환이나 유방암을 유 발할 수 있으니 일주일에 3~4잔 정도만 적당히 드세요.

❹ 견과류: 견과류에 들어 있는 엘라직산이 암 자살세포를 활성화시 켜 줍니다. 감자튀김 대용 간식으로 좋습니다.

❺ 브로콜리: 섬유질과 비타민C가 풍부해 피부미용에도 좋고 설포라 페인이 들어 있어 유방, 대장, 위암 발생 억제에 효과가 있습니다.

❻ 귀리: 비만에 좋은 효과가 있으며 내장의 콜레스테롤을 제거해 주 고 혈압을 내려주는 효과가 탁월합니다.

❼ 연어: 연어에 다량 함유된 오메가3 지방산은 각종 난치병을 예방 하는 효과가 있습니다. 류마티스, 루프스로 알려진 면역결핍 질환 의 생성을 막아줄 뿐 아니라 알츠하이머 등 노인성 질환에도 좋습 니다.

❽ 마늘: 심장병 예방과 항박테리아, 항곰팡이, 종양성장 억제 작용 에 탁월한 효과가 있는 만병통치 식품이라 할 수 있습니다.

⑨ 녹차: 비타민C보다 100배나 강한 항독작용을 가진 폴리페놀이 풍부해 종양 발생을 초기에 억제해 주는 역할을 합니다. 위, 간, 심장 등의 질환 예방에 탁월한 효과가 입증되었습니다.

⑩ 머루: 채소와 과일 중에서 가장 풍부한 항독물질을 함유하고 있습니다.